CONSULTATIONS

ET

ORDONNANCES MÉDICALES

FORMULAIRE MÉTHODIQUE DE THÉRAPEUTIQUE

PAR

Le Docteur Armand MALBEC

Préparateur des Travaux pratiques de Physiologie
à la Faculté de Médecine de Paris.

PRÉFACE DE

M. le Docteur J.-V. LABORDE

Membre de l'Académie de Médecine.
Chef des Travaux pratiques de Physiologie à la Faculté

(Extrait de la *Tribune médicale*.)

———•◦•———

PARIS

IMPRIMERIE V. GOUPY, G. MAURIN Succr

71, RUE DE RENNES, 71

——

1896

CONSULTATIONS

ET

ORDONNANCES MÉDICALES

CONSULTATIONS

ET

ORDONNANCES MÉDICALES

FORMULAIRE MÉTHODIQUE DE THÉRAPEUTIQUE

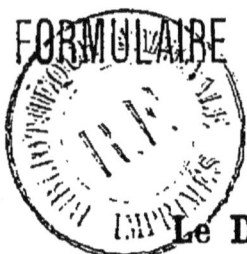

PAR

Le Docteur Armand MALBEC

Préparateur des Travaux pratiques de Physiologie
à la Faculté de Médecine de Paris.

PRÉFACE DE

M. le Docteur J.-V. LABORDE

Membre de l'Académie de Médecine.
Chef des Travaux pratiques de Physiologie à la Faculté

(Extrait de la *Tribune médicale.*)

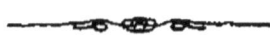

PARIS

IMPRIMERIE V. GOUPY, G. MAURIN Succr
71, RUE DE RENNES, 71

1896

AVANT-PROPOS

Une préface à un livre tel que celui-ci est du luxe, je dirais un luxe inutile, si l'honneur de la signer ne m'était réservé : en me la demandant, l'auteur a voulu, sans doute — et je l'en remercie, — avoir comme l'estampille du directeur scientifique du *Journal*, qui a inauguré les *consultations et ordonnances.*

Ce petit livre, en effet, se présente, de lui-même, avec un tel caractère pratique qu'il peut se passer de tout commentaire, autre que la juste constatation et la reconnaissance de cette haute utilité dont il est empreint. Le but qu'il s'est proposé, et qu'il réalise de si heureuse façon, se dégage de suite d'un rapide coup d'œil jeté sur le mouvement et l'état de la thérapeutique d'aujourd'hui. Elle traverse, cette thérapeutique, une phase particulière, exceptionnelle, que l'on pourrait dire d'encombrement, presque d'incohérence, grâce à la multiplicité infinie des substances, plus ou moins médicamenteuses, que la chimie jette, avec une infatigable profusion, dans le champ, désormais sans limite, de la matière médicale : chaque jour engendre et apporte un, que dis-je ! plusieurs nouveaux produits, sortis du creuset chimique, dont s'empare, bien vite, le chapitre du formulaire des nombreuses gazettes médicales, sous la rubrique : *remèdes nouveaux*. Qu'il me suffise d'en attester la fameuse et interminable *série aromatique !*

Or, ce formulaire, fait et présenté au jour le jour, et pour ainsi dire au hasard de la découverte de produits les plus divers dans leur composition, et leur attribution médicamenteuse, offre, par cela même, le disparate le plus complet, et déconcerte plutôt qu'il ne sert le praticien, auquel les tyranniques exigences professionnelles ne laissent pas le loisir de classer méthodiquement, pour les applications qu'il en peut faire, les lectures courantes et quotidiennes.

Eh bien, c'est ce classement méthodique que s'est proposé de réaliser et d'offrir à ses lecteurs, par la plume vulgarisatrice d'un de ses plus distingués collaborateurs, la *Tribune médicale*, dans le chapitre inauguré par elle sous le titre de : *Consultations et Ordonnances*; titre qui dit le point de vue, foncièrement pratique, auquel s'est placé l'auteur, en face du malade, soit dans son cabinet de consultation, soit auprès de son lit, en plein exercice professionnel; en un mot dans tout le réalisme qu'impose au médecin la solution du problème thérapeutique, et en appliquant à chaque espèce de maladie, dans tout le cadre nosologique, cette solution par la prescription, l'ordonnance, la *formule* qui ressortissent à chaque cas.

Le succès obtenu dans la *Tribune médicale* par le chapitre ainsi systématisé des *consultations et ordonnances*, a montré, à la fois, combien il répondait à un réel desideratum, et combien il avait réussi à le combler.

Mais il restait — et beaucoup de lecteurs en avaient exprimé le désir, qui était aussi le nôtre — à réunir, à colliger dans un *tout* unique et complet, les articles séparés de ce travail, quoique s'étant succédé, avec une régularité ininterrompue et parfaite, dans chaque numéro hebdomadaire du journal.

Ce *tout*, cet ensemble, ce *livre* demandé et attendu, le voici. Ce n'est pas s'aventurer en disant qu'il constitue, et qu'il est appelé à devenir le *vade mecum*, je dirai volontiers, le *bréviaire* —notre sacerdoce professionnel, le plus beau, le plus utilitaire de tous autorise et justifie ce mot — de tout médecin aux prises avec les exigences et les difficultés journalières de la pratique, et qui veut s'assurer, en l'ayant constamment sous la main, d'un guide rapide, certain, et au courant de l'actualité thérapeutique.

J. V. LABORDE.

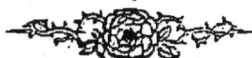

CONSULTATIONS

ET

ORDONNANCES

MALADIES DE L'APPAREIL RESPIRATOIRE

CORYZAS

I. Coryza aigu.

1° Repos à la chambre.

2° Trois fois par jour, faire des reniflements ou des irrigations nasales avec une *infusion de feuilles d'eucalyptus*, ou simplement de l'eau la plus chaude possible, à laquelle on ajoutera, par verre, une cuillerée à soupe d'une solution d'acide phénique ou eau phéniquée au 1/20.

3° Priser toutes les deux heures une pincée du mélange suivant, après s'être mouché :

♃ Chlorhydrate de cocaïne . .	0 gr. 10	
Menthol.	0 — 20	
Acide salicylique	0 — 50	
Acide borique.	4 —	
Poudre de guimauve	10 —	

Pulvérisez finement et passez au tamis.

4° Si la douleur frontale est trop vive, prendre dans la journée trois des pilules suivantes, à quatre ou cinq heures d'intervalle :

℞ Azotate d'aconitine cristallisée. 1 milligr.
Bromhydrate de quinine. . . . 1 gramme.
Poudre de réglisse. . . . . . . Q. s.
F. s. a. Dix pilules.

5° Enduire l'orifice des fosses nasales et la lèvre supérieure, s'il y a irritation, avec :

℞ Vaseline . . . . 10 gr.
Acide borique. . . . . 1 —

II. Coryza chronique simple.

1° Faire matin et soir, à l'aide d'un siphon, des irrigations nasales avec une *infusion d'espèces aromatiques.*

2° Badigeonner ensuite les fosses nasales avec la préparation suivante :

℞ Chlorhydrate de cocaïne. . . 0 gr. 20
Acide salicylique . . . . . . 1 —
Glycérine. . . . . 40 —
Infusion d'écorces de chêne. 60 —

3° Toutes les deux heures, prendre une prise de la poudre suivante :

℞ Oxyde de zinc. . . . . 2 gr.
Camphre . . . .⎫ ââ 5 —
Talc de Venise . . . . . . ⎭
Pulvérisez finement.

4° Tous les matins prendre une cuillerée à soupe d'huile de foie de morue (ou, pour ceux qui ne peuvent la supporter, 4 à 5 capsules de morrhuol dans la journée) où de sirop d'iodure de fer.

5° Chaque année, faire une saison soit à Uriage, soit à Cauterets ou à Luchon.

III. Coryza syphilitique des nouveau-nés.

1* Déboucher les narines en introduisant dans les cavités un pinceau imbibé d'huile d'amandes douces.

2° Badigeonner les parois des cavités nasales avec la pommade suivante :

> Vaseline. . . . . 10 gr.
> Calomel. . . . . 1 —

3° Faire des frictions matin et soir, au niveau des plis articulaires, avec gros comme un pois de la pommade suivante :

> Onguent napolitain . . . . . . 60 gr.

4° Si le nourrisson ne peut téter, lui faire prendre le lait soit au verre, soit à la cuiller,

LARYNGITES

I. Laryngite aiguë simple.

1° S'abstenir de parler, de fumer, de boire de l'alcool et de manger des mets épicés,
Repos à la chambre à une température modérée (16 à 18°).
Boissons chaudes.
Bain de pieds chaud et sinapisé.

2° Faire toutes les trois heures des inhalations d'une durée de dix minutes avec une décoction de guimauve et de pavot.

3° Prendre matin et soir, dans une *infusion de capillaire*, vingt gouttes du mélange suivant :

> Teinture de belladone . . . . . ⎱
> Alcoolature de racines d'aconit. ⎰ ââ 10 gr.

II. Laryngite catarrhale chronique.

1° S'abstenir absolument d'alcool et de tabac. Parler modérément et à voix basse.

2° Faire matin et soir des fumigations avec le mélange suivant que l'on maintiendra à l'ébullition pendant une demi-heure :

℞ Goudron . . . . . : . . . . . . 100 gr.
Teinture d'eucalyptus . . . .   20 —
Eau . . . .   1 litre.

3° Faire deux fois par semaine des attouchements du larynx, à l'aide du porte-ouate, avec la solution suivante :

℞ Chlorhydrate de cocaine . . .   0 gr, 20
Chlorure de zinc . . . .   1 —
Glycérine . . . .   30 —

4° Chaque jour, boire à jeun un verre d'*eau de la Raillère*, chauffée au bain-marie ou additionnée par un tiers de lait bouillant.

Couper la boisson, au moment des repas, avec de l'eau de la Bourboule.

III. Laryngite striduleuse.

1° Appliquer au-devant du cou de l'enfant une éponge trempée dans de l'eau très chaude.

2° Donner, au moment de l'accès, la potion suivante par cuillerées à café toutes les dix minutes :

℞ Bromure de strontium . . .   0 gr. 50
Sirop de chloral . . . .   20 —
Sirop de jusquiame . . . . .   20 —
Sirop d'écorces d'oranges . .   40 —

Si la potion est refusée par l'enfant, donner le lavement suivant :

℞ Bromure de strontium . . . 1 gr.
    Hydrate de chloral . . . . . 0 — 50
    Jaune d'œuf. . . . . N° 1
    Infusion de valériane. . . . 60 gr.

3° Si l'asphyxie est menaçante, pratiquer la dilatation forcée du larynx à l'aide d'une pince courbe.
Essayer les tractions rythmées de la langue.

4° Dans la journée qui suit l'accès, donner, par cuillerées à café, d'heure en heure, la potion suivante :

℞ Alcoolature de racines d'aconit. } ãã X gouttes.
    Teinture de belladone. . . . . }
    Sirop de codéine . . . . 30 gr.
    Hydrolat de tilleul . . . . . . 90 —

IV. Laryngite tuberculeuse.

1° Traitement général : Prendre tous les matins une à trois cuillerées à soupe d'huile de foie de morue.
Tous les deux jours faire une injection sous-cutanée de trois centimètres cubes avec la préparation suivante :

    Gaïacol . . . . }
    Eucalyptol. . . . . . } ãã 10 gr.
    Huile stérilisée . . . . Q. s. pour 100 cc.

2° Traitement local : Faire matin et soir des pulvérisations d'une durée de cinq minutes avec la prépation suivante :

℞ Acide phénique cristallisé. . . . . 1 gr.
    Glycérine. . . . . 50 —
    Décoction de guimauve et de pavot. 300 —

3° S'il y a ulcération, des attouchements du larynx devront être pratiqués tous les deux jours, par le médecin lui-même, avec :

℞ Acide lactique. 20
Eau 100

V. Laryngite syphilitique.

1° Prendre chaque jour, en deux fois, dans une tasse de lait, quatre cuillerées de la solution suivante :

Iodure de potassium. . . . . 20 gr.
Eau . . . . 300 —

2° Toucher les parties malades avec la solution suivante :

Nitrate d'argent. . . . . 1 gr.
Eau. . . . . 50 —

3° Prendre au moment de chaque repas une des pilules suivantes :

Tartrate ferrico-potassique. . . . 0,15
Extrait de quinquina 0,05
F. s. a. Une pilule. N° 20.

COQUELUCHE.

I. — *Période catarrhale.*

1° Tenir l'enfant au lit et éloigner les autres enfants.
Boissons chaudes : lait ; infusions d'espèces pectorales, décoction de fruits pectoraux (dattes, figues, jujubes, raisins de Corinthe). Grogs.
Alimentation légère.

2° Donner le vomitif suivant :

℞ Poudre d'ipéca. . . .   0.30 à 0.60 centigr.
     Sirop d'ipéca. . . . .   30 à 60 grammes.

A prendre par cuillerées à café toutes les cinq minutes jusqu'à effet vomitif. Faire boire de l'eau tiède dans l'intervalle pour faciliter le vomissement.

3° Toutes les deux heures donner une cuillerée à café de la potion suivante :

℞ Alcoolature de racines d'aconit.   X gouttes.
     Teinture de belladone. XV   —
     Eau de laurier-cerise . . . . .   5 gr.
     Sirop de narcéine soluble. . . 30 —
     Sirop de fleurs d'oranger . . . 90 —

II. — *Période d'état.*

1° S'il existe un peu de fièvre, de bronchite, ou si les quintes de toux sont trop fréquentes, garder l'enfant à la chambre, dans une pièce vaste, chaude et bien aérée. Ne permettre les sorties que si le temps est chaud et sec, mais pas de fatigue dans les promenades.

Eviter les émotions et les contrariétés.

Au moment des quintes, aider l'enfant; s'il est couché, l'asseoir sur son lit, et soutenir le front avec la main. Débarrasser la bouche des mucosités.

2° Alimentation : lait, bouillon, viandes hachées, gelées, purées, œufs, crèmes. Faire manger l'enfant souvent et peu à la fois, aussitôt après une quinte. S'il y a vomissement, couper la boisson avec de l'eau de Vichy (Célestins), *café noir.*

3° Donner trois cuillerées à café par jour de la potion suivante :

℞ Antipyrine. . . . . 2 gr.
  Sirop de belladone . . . . . . 50 —
  Sirop de tolu . . . . 60 —
  Eau de fleurs d'oranger. . . . 40 —

4° Faire évaporer dans la chambre du malade et faire des inhalations trois fois par jour avec le mélange suivant :

℞ Goudron. . . . . 100 gr.
  Essence de thym. . . . . }
  Essence d'eucalyptus. . . } ââ 10 gr.
  Alcool. . . . . 50 gr.
  Eau . . . . 1 litre.

5° En vue des quintes fréquentes de la nuit et de l'insomnie qui en résulte, donner le soir une à deux cuillerées à dessert de la potion suivante :

℞ Bromure de strontium . . . . . 1 gr.
  Hydrate de chloral 0.50
  Sirop de narcéine soluble . . 40 gr.
  Sirop de fleurs d'oranger . . . 80 —

III. — *Convalescence.*

1° Changement de climat. Bains de mer. Promenades au grand air.
Alimentation substantielle.
Un verre à liqueur de *vin de gentiane* avant le repas.
Couper la boisson avec de l'eau de la Bourboule.

2° Matin et soir, faire prendre une tasse de lait sucré avec une cuillerée à soupe de :

Sirop de bourgeons de sapin. 120 gr.

3° Si la toux persiste, donner chaque jour une cuillerée d'huile de foie de morue et envoyer l'enfant au Mont-Dore.

BRONCHITES.

I. — Trachéite ou rhume.

1° Repos à la chambre à une température modérée.

2° Alimentation légère.

Boissons chaudes, tisane de violettes ou de bourrache que l'on sucre avec une ou deux cuillerées de *sirop de tolu.*
Grogs.

3° Toutes les trois heures, prendre une cuillerée à soupe de la potion suivante :

℞ Alcoolature de racines d'aconit. XXX gouttes.
   Sirop de narcéine soluble. . .   30 gr.
   Eau de laurier-cerise.. . . . . .   10 —
   Hydrolat de tilleul.. . . . . . .   80 —

4° Badigeonnages de la poitrine avec un pinceau légèrement trempé dans la mixture ci-après, et formant chaque fois (toujours à une place différente) un rond de la dimension d'une pièce de 5 francs.

℞ Teinture d'iode . . . .   20 gr.
   Iode cristallisé . . . .   8 —
   Iodure de potassium . . .   4 —

II. — Bronchite aiguë simple.

A. — 1re *période d'hyperhémie et de fièvre. Toux sans expectoration.*

1° Repos au lit. Sudation.

Boissons très chaudes : tisane de fleurs pectorales (faire infuser pendant une demi-heure dix grammes de fleurs par litre d'eau; passer); — tisane de lichen (laver le lichen à l'eau bouillante pour enlever le principe amer; puis le faire bouillir pendant une demi-heure); — grogs.

2° Faire plusieurs fois dans la journée des fumigations avec :

Racine de guimauve. . . . . . 30 gr.
Tête de pavot. . . . . N° 1.

Faire bouillir pendant une demi-heure dans un litre d'eau.

3° Prendre toutes les trois heures une cuillerée à soupe de la potion suivante :

♃ Sirop diacode. . . . . 50 gr.
Sirop de belladone. . . . . . 20 —
Eau de laurier-cerise . . . . . 10 —
Hydrolat de tilleul . . . . . . 40 —

4° Faire appliquer en arrière de la poitrine quarante ventouses sèches.

B. — 2° *période de crudité*.

1° Tisane de capillaire. — Grogs.

2° Prendre, en deux jours, la potion suivante :

Kermès minéral . . . . 0 gr. 60
Julep gommeux . . . . 120 —

3° Continuer les fumigations émollientes. Remettre des ventouses sèches.

C. — 3° *période de coction*.

1° Tisane de bourgeons de sapin (faire infuser vingt grammes pendant deux heures dans un litre d'eau).

2° Faire plusieurs fois dans la journée des fumigations avec :

℞ Térébenthine . . . . 40 gr.
   Teinture d'eucalyptus. . . . . 30 —
   Eau. . . . . 1 litre.

3° Prendre dans la journée 5 capsules de :

   Eucalyptol. . . . . . . 0.20 centigr.

4° Le soir, en se couchant, prendre deux cuillerées à soupe de la potion suivante, dans une tasse de lait bien chaud :

   Sirop de chloral. . . . .)
   Sirop de morphine. . . .) ââ 40 gr.

III. — Bronchite chronique.

1° Chaque matin prendre une cuillerée à bouche d'*huile de foie de morue créosotée* ou cinq capsules de *morrhuol créosoté*.

2° Pendant vingt jours par mois, prendre au moment du repas une cuillerée à soupe de la solution suivante :

℞ Arséniate de soude. . . . . . 0 gr. 10
   Iodure de sodium. . . . . . . 10 —
   Eau . . . . 300 —

3° Chaque jour, prendre quatre des capsules suivantes:

   Terpine. . . . .)
   Eucalyptol. . . . . .) ââ 0.20 centigr.
Pour une capsule N° 50.

4° Le soir, en se couchant, prendre une des pilules suivantes :

   Masse de cynoglosse opiacé . . 4 gr.
F. s. a. Vingt pilules.

5° Au point de vue de l'hygiène, faire tous les matins en se levant une lotion sur le corps avec de l'eau tiède légèrement alcoolisée, suivie d'une vigoureuse friction avec un linge sec et chaud.

S'abstenir de tabac.

Faire une saison tous les ans à Eaux-Bonnes, Cau-terets ou au Mont-Dore.

IV. — Bronchite fétide.

1° Faire toutes les deux heures des inhalations avec la solution suivante :

> Eucalyptol . . . . . 10 grammes.
> Teinture de benjoin. 10   — ·
> Alcool à 90° 100   —
> Eau 200   —

(Placer ce liquide dans un flacon dont le bouchon porte deux tubes : un tube droit plongeant dans le liquide servant à faire pénétrer l'air dans le flacon, — et un tube coudé, prolongé par un tube en caoutchouc, qui permet d'aspirer l'air imprégné de vapeurs médi-camenteuses.)

2° Chaque jour, prendre la potion suivante :
> ℞   Hyposulfite de soude.   4 gr.
> Julep gommeux .. . .   80 —

3° Prendre chaque jour quatre des pilules suivantes :

> Créosote de hêtre . . ⎫
> Terpine. . . . . ⎬ ââ 0,05
> Iodoforme . . . . . . ⎭
> F. s. a. Une pilule N° 50.

4° Alimentation substantielle et fortifiante.

Vie au grand air.

Faire chaque année une saison aux eaux d'Uriage.

BRONCHITE CAPILLAIRE

A. *Chez l'enfant.*

1° Tenir l'enfant au lit, les jambes enveloppées dans de la ouate que l'on renouvellera matin et soir.

Faire évaporer dans la chambre une infusion de feuilles d'eucalyptus.

2° Donner, dès le début, le vomitif suivant :

Poudre d'ipéca. . . 0 gr. 50 centigr.
Sirop d'ipéca. . . . 50 —

Une cuillerée à café toutes les cinq minutes jusqu'à effet vomitif.

3° Appliquer en arrière de la poitrine, au niveau des bronches atteintes, un vésicatoire de la grandeur d'une pièce de deux francs ; le laisser en place pendant deux heures et le remplacer par un cataplasme d'amidon. Ouvrir la vésicule avec une aiguille bien propre, ne pas enlever l'épiderme. Pansement deux fois par jour avec de la vaseline boriquée étendue sur du papier.

4° Matin et soir, appliquer en avant de la poitrine un cataplasme sinapisé qu'on laissera en place de cinq à dix minutes, jusqu'à ce que la peau rougisse.

Si l'oppression est trop vive, dix à quinze ventouses sèches.

5° Toutes les heures, donner une cuillerée à café de la potion suivante :

℞ Acétate d'ammoniaque. . . 2 gr.
Vin de Malaga . . . . 20 —
Eau de menthe. . . . . . . 40 —
Sirop d'écorces d'oranges . 60 —

6° Comme alimentation : lait et bouillon.

Tisane pectorale. Grogs.

B. *Chez le vieillard.*

1° Appliquer quarante ventouses sèches sur la poitrine.

Renouveler cette application tous les deux ou trois jours.

2° Prendre en deux jours la potion suivante :

> ♃ Kermès minéral . .   0 gr. 60
> Julep gommeux . .   80 —

3° Toutes les deux heures, prendre une cuillerée à soupe de la potion suivante :

> ♃ Extrait de quinquina. . ⎫
> Extrait de kola . . . . ⎬ ââ 4 gr.
> Eau-de-vie vieille . . . .   40 —
> Sirop d'écorces d'oranges   80 —

4° Toutes les deux heures, alternant avec la potion précédente, une cuillerée de la potion suivante pour calmer la toux :

> ♃ Sirop de thébaïque . . .   50 gr.
> Sirop de belladone . . .   25 —
> Eau de laurier-cerise . .   5 —
> Hydrolat de tilleul . . .   40 —

5° Alimentation : lait et bouillon. Grogs.

ASTHME (1).

A. — *Pendant l'accès.*

1° Faire respirer fortement six à dix gouttes de *pyridine* versées sur un mouchoir.

Fumer dans une pipe le mélange suivant :

Feuilles de datura . . . . ⎰ ââ.
Feuilles de belladone. . . . . . ⎱

ou bien fumer une cigarette Espic.

2° Badigeonner les fosses nasales avec la solution suivante :

℞ Chlorhydrate de cocaïne . . . 1 gr.
Eau distillée bouillie . . . . . 10 —

3° Prendre toutes les dix minutes une cuillerée à soupe de la potion suivante :

℞ Sirop thébaïque. . . . . 30 gr.
Sirop de belladone . . . . . . 20 —
Bromure de strontium . . . . 2 —
Eau de laurier-cerise. . . . . 10 —
Hydrolat de tilleul . . . . . . 60 —

(1) Pour prévenir l'accès, on peut, selon M. Laborde, essayer avec succès les *tractions rythmées de la langue* pratiquées par le malade sur lui-même, tout au début, ou mieux encore au moment de l'avertissement prodromique habituel. — Les tractions linguales exécutées avec la main armée d'un linge, d'un mouchoir par exemple, de 18 à 20 fois par minute, en imitant, par un mouvement de va-et-vient, le rythme respiratoire, rétablissent celui-ci et peuvent faire avorter l'accès. Ces mêmes tractions, opérées alors par l'intervention d'un aide, peuvent également se montrer efficaces à la période asphyxique et cyanique de la crise.

4° Si la crise persiste, faire une injection hypodermique à l'aide de la seringue de Pravaz avec la solution suivante

℞ Chlorhydrate de morphine. . .   0.10
    Eau bouillie. . . . .   10 gr.

B. — *En dehors des accès.*

A. *Chez les goutteux.*

1° Prendre matin et soir, pendant vingt jours par mois, une cuillerée à café de la potion suivante :

℞ Iodure de strontium . . . . .   5 gr.
    Teinture de lobélie . . . . .   15 —
    Teinture d'opium . . . . . .   10 —
    Eau de tilleul . . . .   100 —

2° Tous les mois prendre un verre d'eau purgative de Montmirail.

3° Surveiller l'alimentation. Eviter les mets épicés; ne pas manger de gibier, de charcuterie, ni de viandes faisandées.
Pas d'alcool ni de tabac.

4° Chaque année faire une saison à Royat.

B. *Chez les herpétiques.*

1° Pendant vingt jours par mois, prendre avant le principal repas une cuillerée à soupe de la solution suivante :

℞ Arséniate de soude. 0.10
    Bromure de strontium . . . .   10 gr.
    Eau distillée. . . . .   250 —

2° Couper la boisson, au moment des repas, avec de l'eau de la Bourboule.

3° Tous les matins prendre une douche froide ou bien faire des lotions froides sur le corps, suivies d'une friction sèche.

4° En été, saison au Mont-Dore ou à la Bourboule.

EMPHYSÈME PULMONAIRE

I. *Au moment des accès d'oppression.*

1° Asseoir le malade dans son lit et lui faire respirer cinq à six gouttes de *nitrite d'amyle* versées sur un mouchoir.
Ballon d'oxygène.

2° Appliquer quarante ventouses sèches en arrière du thorax.

3° Prendre dans les vingt-quatre heures la potion suivante :

$\not{2}$ Poudre de Dower. . .   0 gr. 60
     Julep gommeux. . . .   120 —

4° Prendre matin et soir un des cachets suivants :

     Sulfate de quinine . . .   0 gr. 25
     Antipyrine . . . .   0 — 50
Pour un cachet, n° 10.

II. *En dehors des accès.*

1° Se tenir chaudement vêtu. Garder la chambre par les temps de pluie ou de brouillard. Eviter les efforts respiratoires (pas de courses, pas de gymnastique, pas de cheval). Manger légèrement le soir ; éviter la constipation.

2° Chaque jour prendre un *bain d'air comprimé* ou bien faire de la pneumothérapie à l'aide de l'appareil Dupont (inspiration dans air comprimé et expiration dans air raréfié).

3° Prendre chaque matin, pendant vingt jours par mois, une cuillerée à soupe de la solution suivante :

℞ Iodure de strontium . . .   5 gr.
    Arséniate de soude. . . .   0 — 05
    Teinture de lobélie. . . .   10 —
    Eau de tilleul. . . . . . . 150 —

4° Faire chaque année une saison à la Bourboule ou à Cauterets.

III. *Complications cardiaques de l'emphysème.*

1° Prendre, pendant dix jours consécutifs, dans un quart de verre d'eau sucrée, DIX gouttes de :

    Teinture de strophantus. . . 20 gr.

2° Continuer l'usage de la solution iodurée et arsenicale.

PNEUMONIE LOBAIRE AIGUE.

I. — Pneumonie franche régulière.

a) *Au début :*

1° Séjour au lit dans une chambre bien aérée et à une température modérée (17-18°). Silence.
Boissons chaudes. Grogs.
Lait et bouillon.

2° Appliquer au niveau du point de côté quelques ventouses sèches.

3° Prendre toutes les deux heures une cuillerée à soupe de la potion suivante :

℞ Kermès minéral. . . . . .   0 gr. 30
    Looch blanc . . . . 120 —

4° Faire évaporer dans la chambre du malade une infusion de feuilles d'eucalyptus.

Recueillir les crachats dans un réservoir contenant une solution de sublimé au 1 0/00.

Faire rincer la bouche du malade plusieurs fois dans la journée avec de l'eau boriquée.

b) *Du quatrième au sixième jour :*

1° Donner dans la journée, par cuillerées :

    Potion de Todd . . . . 120 gr.

2° Toutes les deux heures, une cuillerée à soupe de la solution suivante :

℞ Teinture de digitale. . . . . .   1 gr.
    Sirop de terpine . . . .   30 —
    Eau de tilleul. . . . . 90 —

3° Renouveler l'application des ventouses sèches.

Continuer l'alimentation et les soins hygiéniques du début.

c) *Convalescence :*

1° Alimentation légère. Œufs, crèmes, poulet. Biscuits et vin de Bordeaux.

2° Prendre en trois jours le sirop suivant :

℞ Extrait de quinquina . . . ⎱ ââ 5 gr.
Extrait de kola. . . . . ⎰
L'eau-de-vie vieille. . . . . . . 20 —
Sirop d'écorces d'oranges
amères. . . . . 100 —

II. Pneumonie ataxo-adynamique.

1° Plonger le malade, trois fois par jour, pendant une durée de cinq à dix minutes, dans un bain froid de 20 à 25°; l'envelopper ensuite dans des couvertures de laine.

3° Donner toutes les heures une cuillerée à soupe de la solution suivante :

℞ Caféine. . . . . 1 gr.
Benzoate de soude. . . . . . . 4 —
Sirop de framboises. . . . . . 40 —
Eau. . . . . 80 —

3° Appliquer — si la constitution du malade ne s'y oppose point — trois ventouses scarifiées au niveau du poumon atteint.

4° Si l'agitation et le délire sont trop vifs, donner une à trois cuillerées le soir, du sirop suivant :

℞ Hydrate de chloral. . . . . . 4 gr.
Bromure de strontium . . . . 2 —
Sirop d'écorces d'oranges . . 120 —

III. Pneumonie des buveurs.

1° Au début, une cuillerée à soupe, d'heure en heure, de la potion suivante :

℞ Tartre stibié. . . . .   0 gr. 30
   Sirop diacode . . . .   ·20 —
   Eau de tilleul . . . .   100 —

2° A la période d'état, faire prendre chaque jour :

℞ Extrait d'opium . . . .   0 gr. 10
   Teinture de cannelle. . . . .   5 —
   Rhum . . . .   50 —
   Sirop d'écorces d'oranges . .   100 —

IV. Pneumonie des vieillards.

1° Toutes les heures une cuillerée de la potion suivante :

℞ Teinture de cannelle . . . . .   2 gr.
   Acétate d'ammoniaque . . . .   4 —
   Vin de Malaga . . . .   40 —
   Sirop de fleurs d'oranger. . .   80 —

2° Une à deux injections hypodermiques par jour, avec la seringue de Pravaz, de :

℞ Caféine . . . .   2 gr.
   Benzoate de soude . . . . . .   3 —
   Eau bouillie. . . . .   10 —

V. Pneumonie des enfants.

1° Appliquer des cataplasmes sinapisés sur la poitrine.

Enveloppement des jambes dans des bottes de ouate.

2° Toutes les heures une cuillerée à café de la potion suivante :

℞ Carbonate d'ammoniaque . . . . 2 gr.
  Vin de Malaga . . . . 20 —
  Sirop de tolu. . . . . 40 —
  Eau de menthe . . . . 60 —

BRONCHO-PNEUMONIE

I. *A la période d'état.*

1° Tenir l'enfant au lit, les jambes et les cuisses enveloppées dans des bottes de ouate recouverte de taffetas gommé. Renouveler l'ouate tous les jours.

Faire évaporer à côté du lit de l'enfant une infusion de feuilles d'eucalyptus.

Alimenter l'enfant avec du lait, du bouillon, des potages, crèmes.

Boissons chaudes : tisane de quatre-fleurs, grogs légers.

2° Appliquer en arrière de la poitrine, au niveau des points indurés et soufflants, un vésicatoire de la grandeur d'une pièce de deux francs; le laisser en place pendant deux heures et le remplacer par un cataplasme d'amidon. Ouvrir la vésicule avec une aiguille bien propre, ne pas enlever l'épiderme. Pansement deux fois par jour avec de la vaseline étendue sur du papier. Renouveler ces petits vésicatoires les jours suivants, s'il est nécessaire.

3° Matin et soir appliquer, en avant de la poitrine, un cataplasme sinapisé qu'on laissera en place de cinq à dix minutes, jusqu'à ce que la peau rougisse.

Si l'oppression est trop vive, dix à quinze ventouses sèches.

4° Si la toux est fréquente et l'agitation vive, toutes les heures une cuillerée à café de la potion suivante :

℞ Antipyrine . . . . 0 gr. 30
   Sirop de quinquina . . . . 30 —
   Sirop d'eucalyptus . . . . 40 —
   Eau de menthe . . . . . . 50 —

5° S'il y a tendance au collapsus, toutes les heures une cuillerée à café de :

℞ Acétate d'ammoniaque. . . 2 gr.
   Vin de Malaga. . . . . . . 60 —
   Sirop d'éther . . . . 20 —
   Eau de menthe. . . . . . . 40 —

6° Combattre l'hyperthermie par les bains froids. Un bain de 25 à 20° toutes les trois heures, lorsque la température du malade atteint ou dépasse 39°. Maintenir l'enfant dans le bain pendant cinq à dix minutes, puis, après le bain, l'envelopper dans une couverture de laine et le frictionner avec un linge sec et chaud.

II. *Pendant la convalescence.*

1° Nourriture substantielle : viandes hachées, jus de viande, œufs, légumes en purée.

Vie au grand air. Séjour à la campagne. Cure au Mont-Dore.

2° Tous les matins, une à deux cuillerées d'huile de foie de morue.

3° Trois cuillerées par jour de la potion suivante :

℞ Sirop de quinquina . . . . 40 gr.
   Sirop de terpine. . . . . . 50 —
   Sirop d'iodure de fer . . . 60 —
   Eau de menthe. . . . . . . 50 —

TUBERCULOSE PULMONAIRE

I. *Tuberculose pulmonaire chronique sans fièvre, ni hémoptysie, avec un bon fonctionnement de l'appareil digestif.*

1º Vie au grand air, dans un climat égal et tempéré (bords de la Méditerranée; Arcachon, Alger, Tyrol); promenades sans fatigue. Pas de travaux manuels, ni intellectuels ; pas d'excès ; ni alcool, ni tabac.

Faire trois repas par jour ; manger le plus possible et les aliments qui conviennent le mieux; mais insister sur les viandes saignantes, les aliments gras (beurre, cervelles, sardines), les œufs ; riz, macaroni ; légumes farineux, purées de lentilles, de pois. Vins généreux. Eau du Mont-Dore ou de la Bourboule.

Ne pas laisser cracher le malade dans son mouchoir, mais dans un crachoir contenant une solution anti-septique.

2º Le matin, prendre, avant le repas, un verre à liqueur d'*huile de foie de morue blonde*, ou bien cinq à six *capsules de morrhuol.*

3º Avant le repas de midi, prendre, pendant quatre jours par semaine, une cuillerée à soupe de la solution suivante :

Arséniate de soude . . . .   0 gr. 10
Eau. . . . .   250 —

4º Pendant le repas du soir, deux des cachets sui-vants :

℞ Phosphate de chaux *tribasique*. 0 gr. 50
Tannin. . . , ... 0 — 20
Pour un cachet nº 20.

5° Le soir, s'il y a insomnie, prendre, en se couchant, une des pilules suivantes :

Masse de cynoglosse opiacé . . . 4 gr.

F. s. a. vingt pilules.

6° Tous les deux jours, injecter dans le tissu cellulaire du dos, entre les épaules, 2 à 3 centimètres cubes de la solution suivante :

℞ Gaiacol. . . . . 5 gr.
Eucalyptol . . . . 10 —
Chlorhydrate de cocaïne . 0 — 10
Huile d'olives stérilisée. . 100 c.c.

7° Plusieurs fois dans la journée, faire des inhalations avec la préparation suivante, placée dans un flacon dont le bouchon porte deux tubes : un tube droit plongeant dans le liquide, et un tube coudé servant à aspirer l'air qui sort du flacon :

℞ Créosote. . . . . }
Eucalyptol. . . . } ââ 5 gr.
Eau . . . . 200 —
Alcool à 90° . . . . Q. s.

8° Tous les huit jours, appliquer sur le thorax, au niveau du siège des lésions, vingt pointes de feu superficielles.

II. *Tuberculose pulmonaire chronique fébrile avec troubles gastriques.*

1° Vie à l'air libre et au repos.

Alimentation : lait, kéfir, bouillon, gelée de viande ou jus de viande, viandes râpées, marmite américaine, purées de féculents.

Avant le repas, prendre un demi-verre d'eau de Vichy.

2

Au commencement du repas, prendre un des cachets suivants :

Phosphate de chaux. . . .⎫
Magnésie calcinée. . . . . ⎬ ââ 0 gr. 30
Benzonaphtol . . . . ⎭

Pendant le repas, prendre comme boisson du thé chaud additionné de rhum.

A la fin du repas, prendre, dans un peu d'eau, 10 à 15 gouttes de la préparation suivante :.

Teinture de quinquina. . . ⎫
—   de colombo. . . . ⎬ ââ 5 gr.
—   de gentiane . . . ⎬
—   de noix vomique. ⎭

2° Ne pas donner d'huile de foie de morue, ni d'arsenic, mais on calmera la toux, modèrera les sueurs et arrêtera la diarrhée avec une pilule de :

℞ Agaric blanc . . . . . 0 gr. 16
Extrait thébaïque. . . 0 — 04
F. s. a. une pilule. N° 20.

3° Pratiquer, comme dans la forme précédente, les injections hypodermiques de gaïacol et eucalyptol et faire les inhalations.

4° Combattre l'hyperthermie par des *lotions fraîches* aromatisées avec de l'*alcool de lavande*.

III. *Hémoptysies d'origine tuberculeuse.*

1° Repos au lit, dans une position demi-assise. Silence absolu.

Absorber par gorgées du champagne frappé étendu d'eau.

2º Pratiquer une injection hypodermique d'un centimètre cube avec la *solution d'ergotine d'Yvon* (un gramme d'ergotine par c. c.).

3º Calmer la toux en prenant matin et soir une pilule de :

Extrait thébaïque. . . . . . 0 gr. 05
Extrait de ratanhia . . . . 0 — 10

F. s. a. Une pilule. Nº 10.

4º Si l'hémoptysie se reproduit, appliquer des cataplasmes sinapisés ou des ventouses sèches au niveau du thorax.

Administrer toutes les dix minutes, jusqu'à effet nauséeux, un paquet de :

Poudre d'ipéca. . . . . . . 0 gr. 10

Nº 10.

IV. *Tuberculose chronique. Période de consomption.*

1º Alimentation : œufs, bouillon, lait, kéfir, viandes râpées, vins généreux, champagne, alcool.

2º Prendre quatre cuillerées par jour de la potion suivante :

℞ Sirop de morphine . . . ⎫ ââ 40 gr.
Sirop de tolu . . . . . . ⎭
Sirop d'éther . . . . 30 —
Hydrolat de tilleul . . . . . . 80 —

3º Si la dyspnée est trop vive, faire des inhalations d'oxygène.

V. *Phtisie galopante.*

1° Faire trois fois par jour des lotions froides sur tout le corps avec de l'eau additionnée de vinaigre aromatique.

2° Donner deux heures avant l'apparition de l'accès fébrile trois des cachets suivants, à une demi-heure d'intervalle :

℞ Acide salicylique. . . . . 0 gr. 50
    Antipyrine. . . . . 0 — 25

3° Prendre matin et soir un des cachets suivants, au moment du repas :

Tannin. . . . . } ââ 0 gr. 50
Phosphate de chaux . . }

4° A la fin de chaque repas, prendre une cuillerée à dessert de la potion suivante :

℞ Extrait mou de quinquina . . } ââ 4 gr.
    Extrait de kola . . . . }
    Teinture de cannelle . . . . . 10 —
    Sirop d'écorces d'oranges. . . 100 —

5° Appliquer au niveau des points malades un vésicatoire de 12×12 qu'on laissera huit heures en place. Saupoudrer avec camphre et panser avec vaseline boriquée étendue sur du papier de soie.

Si l'oppression est trop vive, appliquer chaque jour trente ventouses sèches.

6° Alimenter le malade avec du lait, des œufs, des crèmes, des viandes en purée, etc.

PLEURÉSIE

I. Pleurésie sèche apyrétique.

1° Repos au lit dans une chambre bien aérée, maintenue à une température modérée.

Sudation : Enveloppement dans des couvertures de laine, boissons très chaudes. Lait, tisane de chiendent.

Régime lacté absolu ; ajouter une pincée de bicarbonate de soude dans chaque tasse de lait.

2° Appliquer, au niveau du point de côté, dix ventouses sèches ; si la douleur persiste, deux ventouses scarifiées.

Si la douleur était trop violente, on pratiquerait une injection de morphine de 1 centigramme avec la solution suivante :

℞ Chlorhydrate de morphine . . 0 gr. 10
Eau bouillie. . . . . 10 —

3° Matin et soir, prendre une cuillerée à soupe de la potion suivante :

℞ Extrait de quinquina. . . ⎫ ââ 5 gr.
— kola. . . . . ⎭
Sirop d'écorces d'oranges. . 150 —

II. Pleurésie séro-fibrineuse aiguë
avec épanchement

1° Repos au lit ; sudation ; régime lacté absolu. Tisane de chiendent et de queues de cerises auxquelles on ajoutera une forte pincée par tasse de *nitrate de potasse*.

2° Prendre dans la journée trois des cachets suivants :

℞ Salicylate de soude . . 0 gr. 50
Benzoate de soude. . . 0 — 25
Pour un cachet. N° 20.

3° Si la toux quinteuse est trop génante, prendre toutes les trois heures une cuillerée à soupe de la potion suivante :

℞ Alcoolature de racines d'aconit.   XXX gouttes.
Sirop diacode . . . .   60 gr.
Eau de laurier-cerise . . . . .   10 —
Eau de tilleul . . . .   50 —

4° Matin et soir, une cuillerée à soupe de :

℞ Extrait de quinquina . . . }
— kola. . . . . . } ââ 5 gr.
Sirop d'écorces d'oranges. . 150 —

5° Si l'épanchement est trop abondant, l'oppression trop vive, et si le malade ne dort pas, ou bien si au vingtième jour l'épanchement ne se résorbe pas, pratiquer la *thoracentèse* en ponctionnant dans le septième ou huitième espace intercostal, au-dessous et en avant de l'angle de l'omoplate.

6° Vésicatoire, à la fin, pour hâter la résorption.

III. Adhérences pleurales.

1° Vie au grand air, bains de mer, Cauterets, Eaux-Bonnes, la Bourboule, le Mont-Dore.

Tous les matins faire des lotions froides sur tout le corps, suivies de vigoureuses frictions au gant de flanelle.

Alimentation substantielle.

2° Prendre chaque jour, pendant le principal repas, un verre à liqueur de *vin iodo-tannique phosphaté*.

IV. **Pleurésies purulentes.**

1° Soutenir les forces du malade. Lait, bouillon viande crue ou râpée, jus de viande, œufs.

Alcool ; grogs,

Trois cuillerées à soupe par jour de la potion à l'extrait de quinquina et kola.

2° Deux cachets de :

Sulfate de quinine. . . . 0,50 centigr.

3° Faire prendre dans la journée la potion suivante :

℞ Hyposulfite de soude. . . 4 gr.
   Julep . . . . 120 —

4° Pratiquer une ponction exploratrice avec la seringue de Pravaz et faire l'examen bactériologique du pus.

Selon la nature :

a) Empyème à pneumocoques : Thoracentèse avec ou sans lavages antiseptiques.

b) Empyème à streptocoques : Pleurotomie, lavages antiseptiques au sublimé à 1/2,000 ; drainage.

c) Empyème tuberculeux : Ponctions répétées.

d) Empyèmes putrides et gangreneux : Estlander ; pneumectomie, lavages antiseptiques avec solutions fortes.

MALADIES DE L'APPAREIL CIRCULATOIRE

SYNCOPE

1º Maintenir le malade dans le décubitus horizontal jusqu'au retour complet de la circulation, de la sensibilité et de l'intelligence.

Ouvrir les fenêtres ; supprimer tous les liens circulaires, cravates, corsets, ceintures.

Faire des frictions avec de l'eau froide légèrement aromatisée avec de l'alcool de lavande ou de l'eau de Cologne.

2º Faire respirer de l'*acide acétique* ou trois à quatre gouttes de *nitrite d'amyle* versées sur un mouchoir.

3º Pratiquer une injection sons-cutanée d'*éther sulfurique* ou de caféine, d'après la formule suivante :

℞ Caféine . . . . 1 gr.
  Benzoate de soude. . . 1 —
  Eau distillée. . . . . . 3 —

4º Si ces moyens étaient impuissants, pratiquer des tractions rythmées de la langue, selon le procédé de M. Labordé.

5º Après le retour de la sensibilité, faire boire de la chartreuse ou de l'eau de mélisse.

PALPITATIONS.

1. — *Palpitations nerveuses.*

1º Eviter les émotions, les veilles et les fatigues. Séjour à la campagne.

Prendre chaque jour un bain frais, à la température de 30°, et faire aussitôt après de vigoureuses frictions au gant de flanelle.

2º Prendre chaque jour, dans une *infusion de valériane*, une cuillerée à soupe de :

℞ Bromure de strontium.. ⎫ ââ   5 gr.
. Bromure de sodium. . . ⎭
   Sirop de fleurs d'oranger. . . 150 —

3º Le soir, en se couchant, prendre une cuillerée à soupe du sirop suivant, dans une tasse de tilleul :

℞ Hydrate de chloral. . . . . .   10 gr.
   Sirop de belladone. . . . . .   50 —
   Sirop de fleurs d'oranger. . .   100 —

II. — *Palpitations de la croissance.*

1º Repos intellectuel et physique ; au besoin suspendre le cours des études.

Séjour à la campagne.

Surveiller les habitudes de l'enfant.

2º Donner pendant huit jours consécutifs deux des pilules suivantes :

℞ Poudre de feuilles de belladone 0 gr. 05
   Extrait de valériane. . . . . . 0 — 10
   Citrate de fer . . . . 0 — 20
F. s. a. une pilule. Nº 20.

3° Pendant la semaine suivante, prendre au moment de chaque repas une cuillerée à soupe de la solution suivante :

> ℞ Bromure d'or. . . . .   0 gr. 05
>   Eau distillée. . . . . 250 —

III. — *Palpitations chez les chlorotiques.*
Traiter la cause.

IV. — *Palpitations chez les dyspeptiques.*
Traiter la cause.

V. — *Palpitations de la ménopause.*

1° Prendre chaque jour, avant le principal repas, une pincée de la poudre suivante, dans un demi-verre d'eau de Vichy.

> Carbonate de lithine effervescent..   50 gr.

2° Deux fois par semaine, prendre un bain sulfureux.

3° Aller faire une saison à Vichy ou à Royat.

PÉRICARDITES.

I. — **Péricardites aiguës simples.**

A. *Péricardite sèche.*

1° Repos absolu au lit dans le décubitus horizontal. Éviter toute excitation, pas de bruit ; exiger le silence du malade et de l'entourage.

2° Appliquer au niveau de la région précordiale vingt pointes de feu.

3° Si les contractions cardiaques sont trop faibles, donner pendant trois ou quatre jours vingt gouttes de la préparation suivante, à prendre en quatre fois dans la journée dans un peu d'eau sucrée :

Teinture de digitale. . . . . . 10 gr.

4° Si la douleur est très violente, faire une injection de morphine de 0,01 centigramme, ou bien donner une pilule de :

Extrait thébaïque . . . . 0 gr. 05
Pour une pilule. N° 10.

5° Régime lacté; boissons acidulées, citronnade, orangeade.
Dans la journée, prendre deux cuillerées de :

℞ Extrait de quinquina . . { ââ 5 gr.
Extrait de kola. . . . . {
Sirop d'écorce d'oranges. . . 100 —

B. *Péricardite avec épanchement.*

1° Appliquer sur la région précordiale un vésicatoire de 8 × 10, saupoudré de camphre; le laisser six heures en place; panser avec de la vaseline étendue sur du papier de soie.

2° Donner chaque jour, pendant quatre jours consécutifs, la potion suivante ;

℞ Salicylate de soude . . . . 4 gr.
Rhum. . . . . 30 —
Sirop de limon . . . . 30 —
Julep. . . . . 30 —

3° Faire prendre chaque jour, pendant quatre jours consécutifs, après l'application du précédent médicament, cinq des pilules suivantes :

℣ Poudre de scille. . . . . ⎫
— de scammonée. . ⎬ áá 0 gr. 05
— de digitale. . . . ⎭

F. s. a. une pilule. N° 20.

4° Régime lacté. Toniques. Café.

C. *État grave. Liquide abondant.*

1° Soutenir le malade par des stimulants : alcool, champagne et potion cordiale.

2° Faire une injection hypodermique d'un centimètre cube avec :

℣ Caféine. . . . . 1 gr.
 Benzoate de soude. . . . . . 1 —
 Eau bouillie . . . . 3 —

3° Pratiquer la paracentèse, en appliquant l'asepsie la plus rigoureuse et en ponctionnant dans le cinquième espace intercostal, à six centimètres du bord gauche du sternum.

II. — Péricardite purulente.

1° Faire la ponction exploratrice avec la seringue de Pravaz. Le pus reconnu, inciser le péricarde, drainer.

2° Soutenir les forces du malade.

III. — Adhérences péricardiques.

1° Éviter toute fatigue physique et les émotions morales.

2° Appliquer tous les huit jours des *pointes de feu* au niveau des points malades.

3° Prendre pendant vingt jours par mois, au moment du repas, une cuillerée à soupe de :

Iodure de strontium . . $\Big\}$ ââ 10 gr.
Iodure de sodium. . . $\Big\}$
Glycérine . . . . 50 —
Sirop d'écorces d'oranges . . 200 —

ENDOCARDITES AIGUES

I. — Endocardite rhumatismale.

A. *Symptômes modérés.*

1° Repos absolu ; éviter toute fatigue physique et toute émotion ; pas de bruit ; laisser pénétrer peu de lumière dans la chambre du malade.

2° Alimentation : lait, bouillon, potages. Boissons fraîches et acidulées (citronnade, orangeade) ; tisane de reine-des-prés.

3° Prendre, par cuillerées à soupe, dans les vingt-quatre heures, la potion suivante :

℥ Salicylate de soude . . . 4 gr.
Rhum. . . . . 30 —
Sirop de limon . . . . . 30 —
Julep . . . . 30 —

Renouveler cette potion pendant quatre jours consécutifs.

4° Appliquer au-devant de la région du cœur un vésicatoire de la grandeur d'une pièce de cinq francs, saupoudrer avec de la *poudre de digitale*, et renouveler les jours suivants, s'il est nécessaire.

B. *Agitation, douleur, oppression.*

A la médication précédente, ajouter :

1° Prendre trois cuillerées à soupe par jour de la préparation suivante, pendant six jours consécutifs :

℞ Extrait aqueux de muguet . . . . . . 10 gr.
   Sirop d'écorces d'oranges amères . 90 —
   Infusion de thym. . . . . 200 —

2° Le soir, prendre un des cachets suivants :

℞ Poudre de Dower. . . . . 0,20 centigr.
   — de feuilles de digitale. 0,10 —
Pour un cachet. N° 5.

C. *Après la période aiguë.*

1° Alimenter le malade : potages, œufs, poissons, viandes, fruits cuits. Vin de Bordeaux.

2° Prendre, au moment de chaque repas, un verre à liqueur de la préparation suivante :

℞ Citrate de fer. .   . . . 10 gr.
   Glycérine. . . . . 200 —
   Vin de quinquina. . . . 800 —

II. — Endocardites infectieuses.

1° Prendre matin et soir une capsule de :
Chlorhydro-sulfate de quinine (des 3 cachets). 0,50 c.

2° Toutes les deux heures, prendre une cuillerée de la potion suivante :

℞ Extrait de quinquina. . } ââ 4 gr.
   — de kola. . . . . }
   Potion de Todd . . . . . 120 —

3° Prendre, dans la journée, quatre des cachets suivants :

> Benzonaphtol. . . . . . 1 gr.
> Pour un cachet. N° 20.

4° Si le cœur faiblit, faire une injection sous-cutanée d'un gramme de caféine et donner, par cuillerées à soupe, toutes les heures :

> ℞ Musc. . . . . 1 gr.
> Carbonate d'ammoniaque. 4 —
> Gomme arabique. . . . . 10 —
> Sucre. . . . . 20 —
> Eau de menthe. . . . . . 100 —

SCLÉROSES VALVULAIRES

A. *Période de tolérance.*

1° Eviter la fatigue, les exercices violents, les émotions morales vives. Se prémunir contre les changements brusques de température; vêtements amples; pas de liens constricteurs au cou, à la taille, aux jambes.

Maintenir la laxité du ventre à l'aide de purgatifs légers (eau de Montmirail); repas, surtout le soir, peu copieux; éviter l'obésité et, pour cela, boire le moins d'eau possible, et restreindre, dans l'alimentation, la quantité des féculents, des farineux, des corps gras. Pas de café, de thé, ni de tabac. Pas d'excès dans les rapports sexuels.

Tous les matins, au lever, faire des lotions sur le corps avec de l'eau tiède aromatisée avec de *l'alcool de lavande* ou de *romarin*, et pratiquer ensuite des frictions au gant de flanelle.

2° Prendre, au commencement de chaque saison, pendant vingt jours par mois, au moment de chaque repas, une cuillerée de :

℞ Iodure de strontium. . . . ⎱ áâ 5 gr.
   Iodure de sodium . . . . . ⎰
   Glycérine. . . . .   50 —
   Sirop d'écorces d'oranges. . .   200 —

3° S'il survient des palpitations, des crises douloureuses au niveau de la région du cœur, appliquer de la *teinture d'iode* et prendre, dans une demi-tasse de tisane de fleurs d'oranger, deux cuillerées de :

℞ Bromure de strontium . .   6 gr.
   Teinture de valériane. . .   4 —
   Sirop de menthe . . . . .   30 —
   Eau de tilleul. . . . . . . 100 —

B. *Période de fatigue. Dyspnée d'effort.*

1° Repos sur la chaise longue.

Régime lacté exclusif, une tasse toutes les deux heures. Si l'estomac supportait mal le lait, ajouter dans chaque tasse une pincée de *bicarbonate de soude.*

2° Suivre d'une façon continue, pendant vingt jours par mois, le traitement ioduré.

3° Pendant les dix autres jours, prendre deux des pilules suivantes :

   Sulfate de spartéine . . . 0,05 centigr.
   F. s. a. une pilule. N° 20.

C. *Période d'intolérance. Anasarque. Hydropisies.*

1° Repos absolu au lit.

Régime lacté exclusif.

Pas de médication pharmaceutique pendant quatre ou cinq jours.

2° S'il y a congestion pulmonaire, appliquer quarante ventouses sèches sur le thorax, en arrière.

3° Donner chaque jour deux granules de :

Strophantine. . . 1/4 de milligramme.

ou bien :

Faire prendre, dans une tasse de tisane de chiendent, *vingt gouttes* de :

Teinture de strophantus au 1/20 . . 10 gr.

4° Si les symptômes ne s'amendaient point, administrer la digitale comme il suit.

D. *Asystolie.*

1° Pendant quatre jours consécutifs, donner la préparation suivante, à prendre en trois fois dans la journée :

℞ Poudre de feuilles de digitale.   0 gr. 40 cent.
   Eau. . . . . 100 —

Faire infuser pendant une demi-heure; passer et filtrer, édulcorer avec :

Sirop diacode. . . . . . 30 gr.

ou bien :

Deux granules par jour de :

Digitaline cristallisée . . . 1/4 de milligramme.

2° Tisane de chiendent nitré ou de queues de cerises (un paquet d'un gramme de sel de nitre par tasse).

Alcool. Café.

ANGINE DE POITRINE

A. *Au moment de l'accès.*

1° Faire, avec la seringue de Pravaz, une injection de :

℞ Chlorhydrate de morphine.   0,10 centigr.
   Sulfate neutre d'atropine. .   0,005 milligr.
   Eau bouillie . . , ...   10 gr.

Si la douleur n'est pas calmée, recommencer une nouvelle piqûre cinq minutes après la première.

2° Faire respirer six à vingt gouttes de *nitrite d'amyle* versées sur un mouchoir.

Ampoules de nitrite d'amyle.   N° 10.

B. *En dehors des accès.*

1° Eviter toute fatigue, tout effort, de même que les émotions morales. Maintenir la laxité du ventre; faire des repas peu copieux; pas de boissons excitantes; ne boire que du lait aux repas, si possible. — Pas de tabac, ni café, ni thé.

2° Tous les quinze jours, appliquer au niveau de la région précordiale, sur une étendue d'une pièce de cinq francs, une couche de la préparation suivante :

℞ Teinture d'iode . . . , .   20 gr.
   Iode cristallisé. . . . . ,   8 —
   Iodure de potassium. .   4 —

3° Pendant vingt jours par mois, prendre, au moment du repas, une cuillerée à soupe de :

℞ Iodure de strontium. . . . .   5 gr.
   Bromure de strontium. . .   10 —
   Glycérine. . . . .   50 —
   Sirop d'écorces d'oranges .   200 —

4° Pendant les dix autres jours, prendre, au moment de chaque repas, dans un quart de verre d'eau, trois gouttes de :

Solution alcoolique de trinitrine au 100ᵉ. .   10 gr.

ARTÉRIO-SCLÉROSE

1° Ne manger aux repas que des viandes blanches bien cuites ; légumes verts, purées, œufs, fruits cuits. S abstenir de viandes noires, de gibier, de charcuterie, de crustacés.

Ne boire que du lait aux repas.

Ni alcool, ni tabac.

2° Pas de fatigue physique ni intellectuelle. Vie au grand air et faire dans la journée des promenades.

Tous les matins, faire sur le corps des lotions froides avec de l'eau légèrement aromatisée avec de l'alcool de lavande et frictionner ensuite avec le gant de flanelle.

3° Pendant vingt jours par mois, prendre, au moment du repas, une cuillerée à soupe de :

℞ Iodure de strontium . . . .   20 gr.
   Glycérine. . . . .   50 —
   Sirop d'écorces d'oranges. .   200 —

4° Faire une saison tous les ans à Vittel ou à Contrexéville.

VARICES

1° Eviter, autant que faire se pourra, la station debout ; pas de liens constricteurs (pas de jarretières).

2° Porter en permanence un bas élastique.

3° Prendre pendant quinze jours par mois, au moment de chaque repas, une pilule de :

Ergotine. . . . . }
Extrait sec d'Hamamelis virginica . } ââ 0,05
F. s. a. une pilule. N° 50.

PHLÉBITE

1° Laisser le malade couché et le membre légèrement élevé au-dessus du plan du lit. Pas de mouvements du membre malade et enveloppement ouaté avec compression douce.

2° Si les douleurs sont trop vives, faire des onctions au point douloureux avec :

℞ Baume tranquille. . . . . 40 gr.
Extrait thébaïque. . . . |
— de jusquiame. . } ââ 2 gr.
— de belladone . . |
Chloroforme . . . . 10 gr.

3° Le matin, prendre un cachet de :

Benzonaphtol . . . . . . 1 gr.

4° Le soir, un cachet de :

Sulfate de quinine . . 0,25 centigr.

5° Alimentation légère, mais substantielle. Ne boire que du lait.

6° Aller faire une saison à Bagnoles (Orne).

MALADIES DU SYSTÈME NERVEUX

ATAXIE LOCOMOTRICE

I. — *Traitement général.*

1° Eviter toute fatigue physique et tout surmenage intellectuel ; pas de veilles, ni d'excès alcooliques et sexuels.

2° Faire chaque jour, au lever, des frictions sèches au gant de crin, le long de la colonne vertébrale.
Tous les huit jours cinquante *pointes de feu.*

3° Prendre, pendant quinze jours par mois, au moment de chaque repas, une des pilules suivantes :

℞ Capsicum pulv.. . . . . . . 0,02 centigr.
Poudre d'ergot de seigle . 0,05 —
Poudre de réglisse . . . . 0,10 —
Miel. . . . . q.s.
F. s. a. une pilule. N° 30.

4° Pendant les quinze autres jours du mois, prendre, dans une tasse de lait, une à deux cuillerées à soupe d'une solution d'iodure de potassium ou de strontium :

Iodure de potassium. . . . 20 gr.
Eau . . . . 250 —

5° Faire, deux fois par semaine, une injection hypodermique de cinq centimètres cubes avec la *préparation glycérinée de substance nerveuse* de C. Paul.

(Ces injections, faites par le médecin lui-même avec tous les soins antiseptiques nécessaires, seront pratiquées dans la peau de l'abdomen ou du dos.)

6° Faire une saison tous les ans à Lamalou ou à Balaruc.

II. — *Traitement symptomatique.*

1° Combattre les douleurs fulgurantes en donnant un ou deux des cachets suivants :

> Phénacétine . . . . . . 0,20 centigr.

Si les douleurs sont trop violentes, pratiquer une injection hypodermique d'un centigramme avec la solution :

> ℞ Chlorhydrate de morphine . . 0,10 centigr.
> — de cocaïne. . . . 0,05 —
> Eau bouillie . . . . 10 grammes.

2° Contre les troubles urinaires et oculaires, donner deux pilules par jour de :

> ℞ Extrait de belladone. . . . 0,03 centigr.
> — de gentiane. . . . 0,05 —
> Poudre de réglisse . . . . 0,10 —
> Miel. . . . . q. s. —
> F. s. a. une pilule. N° 20.

3° Maintenir la laxité du ventre, soit à l'aide d'un lavement glycériné, soit en prenant le soir une pilule de :

> ℞ Podophyllin. . . . : 0,03
> Cascara. 0,02
> Miel. . . . . q. s.
> F. s. a. une pilule. N° 10.

MYÉLITE AIGUE

1° Repos absolu au lit.

2° Appliquer tout d'abord des ventouses scarifiées dans la portion de la région vertébrale qui paraît atteinte.

Ensuite, tous les huit jours, faire des applications de pointes de feu.

3° Pendant les huit premiers jours de la maladie, donner deux des cachets suivants :

Benzonaphtol. . . . . 0 gr, 50

4° Chaque jour deux pilules de :

℞ Ergotine. . . . . 0 gr. 05
Capsicum pulv. . . . . 0 — 02
Poudre de réglisse. . . . . Q. s.
F. s. a, une pilule. N° 50.

MYÉLITE CHRONIQUE

1° Appliquer tous les huit jours des pointes de feu le long de la colonne vertébrale.

2° Pendant vingt jours par mois, donner une cuillerée à soupe de :

℞ Iodure de strontium . . ⎤ ââ 10 gr.
Iodure de potassium . . ⎦
Glycérine . . . . 50 —
Sirop d'écorces d'oranges . . 200 —

3° Pendant les dix autres jours du mois, deux pilules de :

℞ Nitrate d'argent. . . .   0,01 centigr.
   Poudre de réglisse . .   0,10   —
F. s. a. une pilule. N° 20.

4° Deux fois par semaine pratiquer une injection hypodermique de trois centimètres cubes avec la préparation de substance nerveuse de Constantin Paul.

5° Toùs les matins, faire des lotions froides sur le corps avec de l'eau légèrement alcoolisée, et faire ensuite de l'électrothérapie en faisant passer le long de la colonne vertébrale un courant continu.

PARALYSIE INFANTILE

I. *Période fébrile.*

1° Combattre la fièvre du début en donnant deux à trois cuillerées à dessert de :

℞ Chlorydrosulfate de quinine. .   0 gr. 50
   Sirop de framboises.   30   —
   Eau de menthe   90   —

2° Tenir les membres de l'enfant enveloppés dans des bottes de ouate saupoudrée avec de la farine de moutarde.

II. *Période paralytique.*

1° Tous les jours faire une application de courants continus faibles (4 à 5 milliampères) le long de la colonne vertébrale; placer le pôle positif en haut; bien mouiller les rhéophores; laisser passer le courant pendant une durée de 10 à 20 minutes.

Faire chaque jour, le long de la colonne vertébrale, de chaque côté, un badigeonnage léger avec la mixture suivante, sur une étendue d'une pièce d'un franc.

℞ Teinture d'iode. . . . . 20 gr.
Iode métallique . . . . 8 —
Iodure de potassium. . . . . 4 —

2° Frictionner matin et soir les muscles paralysés avec du *Baume de Fioraventi* et alternativement avec de l'eau fortement salée et chaude.

Pratiquer là gymnastique passive, de façon à mettre en jeu et en mouvement le groupe musculaire inactif.

Il importe surtout, et dès le début, de lutter contre la déviation et les difformités résultant de la prédominance des muscles antagonistes, à l'aide d'appareils ortho-pédiques spéciaux et appropriés qui ne devront pas cependant gêner le développement.

3° Chaque jour, faire prendre à l'enfant une cuillerée de :

Sirop de glycérophosphate de chaux.

4° Chaque année conduire l'enfant aux bains de mer ou bien à Salies-de-Béarn.

MÉNINGITE.

I. Méningites aiguës.

1° Éviter au malade toute excitation des sens et de l'intelligence. Silence de l'entourage, repos absolu dans une pièce bien aérée dans laquelle on fera l'obscurité.

Raser la tête du malade et tenir en permanence une vessie de glace.

2° Matin et soir, donner un cachet de :

3

℞ Chlorhydro-sulfate de quinine. 0 gr. 30
  Benzonaphtol . . . . 0 — 50

Pour un cachet. N° 10.

3° Si l'agitation est trop vive, donner toutes les deux heures une cuillerée à soupe de la potion suivante :

℞ Bromure de strontium . . . . 2 gr.
  Hydrate de chloral . . . . . . 4 —
  Sirop diacode. . . . . 20 —
  Sirop de jusquiame. . . . . . 40 —
  Hydrolat de tilleul . . . . . . 60 —

4° Tous les deux jours, le matin, faire prendre e deux fois, dans un peu de lait, un paquet de :

Calomel. . . . . 0 gr. 50

5° Alimentation : lait et bouillon; grogs et deux cuillerées par jour de :

℞ Extrait de quinquina . . } ââ 5 gr.
  Extrait de kola . . . . . }
  Sirop d'écorces d'oranges . . 150 —

II. Méningite tuberculeuse.

Prophylaxie.

Surveiller les enfants issus de parents tuberculeux, ne pas les laisser allaiter par une mère ou une nourrice tuberculeuse. Élever ces enfants à la campagne et leur faire prendre chaque jour une cuillerée d'huile de foie de morue. Tous les matins, faire une friction froide sur le corps avec de l'eau légèrement alcoolisée. Développer la force physique par une gymnastique appropriée; pas de travaux intellectuels précoces.

Traitement.

1° Faire tous les jours une injection hypodermique d'un à deux centimètres cubes, suivant l'âge de l'enfant, avec la préparation suivante :

℞ Gaïacol. . . . .⎰ ââ   5 gr.
    Eucalyptol . . . .⎱
    Iodoforme . . . .   1 —
    Huile d'olives stérilisée. . . . 100 cc.

2° Tous les jours, donner dans un peu de lait un des paquets suivants :

Calomel. . . . .   1 gr.
Poudre de sucre . . . .   2 —
Pour dix paquets.

3° Combattre l'agitation, les cris et les convulsions en donnant par cuillerées à café, toutes les demi-heures, jusqu'à ce que le calme soit revenu, la potion suivante :

℞ Bromure de strontium . . . .   1 gr.
    Hydrate de chloral.   0,50
    Sirop de valériane . . . . . . 20 gr.
    Sirop de menthe . . . . 60 —

4° Régime lacté exclusif. Combattre les vomissements en augmentant la dose de bromure.

HÉMORRHAGIE CÉRÉBRALE.

A. Apoplexie.

1° Coucher le malade en le débarrassant de tout lien constricteur; tenir la tête élevée.
Entourer les jambes et les bras de sinapismes.

Maintenir sur la tête une vessie de glace.

Faire des frictions vigoureuses sur le corps avec de l'alcool camphré.

2° Administrer le purgatif suivant :

℞ Sulfate de soude . . . .   20 gr.
   Follicules de séné . . . . . .   10 —
   Eau bouillante . . . .   500 —
Faire infuser une demi-heure et passer.

3° Faire le plus tôt possible, et si le pouls n'est pas trop faible, une piqûre hypodermique d'un centimètre cube avec une solution d'ergotine titrée (un gr. par centimètre cube).

4° Si l'excitation est trop vive, faire prendre une à deux cuillerées à soupe de :

℞ Bromure de strontium. . ⎫
   Bromure de sodium . . . ⎬ ââ 10 gr.
   Glycérine . . . .   50 —
   Sirop d'écorces d'oranges . . .   200 —

5° Si le cœur et le pouls faiblissent, faire dans les vingt-quatre heures de une à cinq injections hypodermiques d'*éther sulfurique*.

6° Continuer ce traitement pendant toute la durée de l'ictus (quelquefois plusieurs jours) et alimenter le malade avec du lait et du bouillon que l'on fera boire par petites gorgées.

B. Période de paralysie.

1° Surveiller le régime, manger peu le soir; alimentation surtout végétarienne, laitages, œufs, purées, peu de viandes. Ne boire que du lait aux repas. Pas d'alcool ni de tabac. Pas de fatigue intellectuelle.

Tous les matins faire des lotions sur le corps avec de l'eau légèrement aromatisée avec de l'alcool de lavande et pratiquer ensuite des frictions avec le gant de flanelle.

Surveiller les fesses du malade et, s'il survenait une escarre, faire usage du matelas d'eau et panser la plaie à la poudre d'amidon et de quinquina.

2° Maintenir la laxité du ventre à l'aide de purgatifs légers; donner tous les huit jours une pilule de :

> ℞ Aloès. . . . . 0 gr. 15
> Rhubarbe. . . . . 0 — 30
> F. s. a. une pilule. N° 20.

3° Prendre, pendant vingt jours par mois, une cuillerée à soupe de la solution suivante, dans une tasse de lait :

> ℞ Iodure de strontium . . . . . 10 gr.
> Arséniate de soude. 0,10
> Eau distillée . . . . 300 gr.

4° Ne pas pratiquer d'électrothérapie pendant les premiers mois de la paralysie, mais conseiller seulement un massage régulier des membres paralysés.

Plus tard faire passer, tous les deux jours, des courants continus faibles dans les membres paralysés, pendant une durée de vingt minutes.

C. Prophylaxie.

Les héréditaires apoplectiques, les vieillards, les goutteux, les arthritiques congestifs sont exposés à l'hémorrhagie cérébrale, surtout s'ils présentent une certaine corpulence, une congestion de la face, des artères dures et athéromateuses. A ces prédisposés on conseillera :

1° De rester peu au lit et de ne pas dormir après le repas.

2° De faire, en se levant, une lotion tiède sur le corps avec de l'eau alcoolisée, et pratiquer ensuite une friction sèche. Promenade au lever, mais sans fatigue.

3° Éviter les changements brusques de température. Pas de fatigue intellectuelle, pas d'émotions violentes, modération dans les rapports sexsuels,

4° Nourriture peu abondante ; aliments substantiels mais légers : viandes blanches, poissons, œufs, légumes verts, fruits. Peu de viandes noires ou faisandées, pas de crustacés ni de coquillages. Pas de vins généreux ni d'alcool. Couper la boisson avec de l'eau d'Alet ou de Royat. Ne pas rester trop longtemps à table, dans une atmosphère surchauffée. Promenade après le repas.

5° Maintenir la régularité des selles et tous les huit jours prendre une bouteille d'eau de Montmirail.

6° Tous les ans aller faire une saison à Châtelguyon ou à Miers (Lot).

7° Pendant quinze jours par mois prendre, dans une tasse de lait, une cuillerée de la préparation suivante :

Iodure de strontium. . . ⎫ ââ   5 gr.
Bromure de strontium. . ⎬
Eau distillée. . . . . 300 —

NÉVROSES. — ÉPILEPSIE

A. Épilepsie idiopathique.

I. *Pendant l'attaque.*

1° Placer le malade dans un endroit largement aéré dans une position horizontale, la tête un peu élevée; desserrer tous les liens constricteurs, surtout dégager le cou. Éloigner le malade des corps contre lesque's il pourrait se blesser, maintenir les membres; essuyer l'écume de la bouche, surveiller la langue et éviter sa chute sur la glotte; si la crise se prolonge, essayer les *tractions rythmées de la langue* selon la méthode de M. Laborde, comprimer les carotides ou bien pratiquer la flexion forcée du gros orteil.

Respecter le sommeil qui suit l'attaque.

2° Si les attaques se succèdent coup sur coup, donner le lavement suivant :

℞ Hydrate de chloral. . . . . .   4 gr.
Bromure de strontium. . . .   5 —
Jaune d'œuf . . . .   N° 1
Eau . . . .   200 gr.

II. *Après l'attaque.*

1° Exiger le repos du malade; éviter toute fatigue intellectuelle; alimentation légère mais substantielle.

2° Faire prendre un granule de :

Hyoscyamine . . . un milligramme.

III. *Dans l'intervalle des attaques.*

1° Prendre chaque jour aux repas, d'une façon non interrompue, la solution suivante, en commençant par deux cuillerées à soupe, augmenter pendant cinq jours de deux cuillerées, puis diminuer les cinq jours suivants de deux cuillerées, pour augmenter ensuite et continuer ainsi pendant fort longtemps, même après la cessation des attaques :

℞ Bromure de strontium. . . .   50 gr.
Hyoscyamine cristallisée. . .   0,02
Eau distillée. . . . .   1 litre.

2° Prendre à chaque repas un cachet contenant :

Benzonaphtol. . . . . 0,30 cgr.

3° Tous les matins, faire sur le corps une lotion froide avec de l'eau légèrement alcoolisée, suivie d'une friction sèche.

4° Pas d'excès alimentaire; ni alcool ni tabac. Pas de fatigue physique ni intellectuelle; pas d'excès vénériens.

B. Épilepsie symptomatique.

a) *Épilepsie traumatique.*

Intervention chirurgicale pour enlever la cause : (enfoncement des os du crâne, épanchement sanguin ou purulent, tumeur cérébrale).
Si l'épilepsie reconnaît pour cause une lésion nerveuse périphérique (blessure d'un nerf, compression, névrome, etc.), l'intervention chirurgicale s'impose encore.

b) *Épilepsie syphilitique.*

1° Faire matin et soir des frictions au niveau des plis articulaires (aisselle, coude, genou), avec gros comme un pois de :

Onguent mercuriel. . . . . . 100 gr.

2° Prendre chaque jour, jusqu'à cessation des accidents, quatre à six cuillerées à soupe de la potion suivante :

℞ Iodure de potassium. . . . . 20 gr.
Sirop d'écorce d'oranges. . . 250 —

3° Prendre au moment du repas un cachet contenant :

Chlorate de potasse . . . . .   1 gr.
Benzonaphtol   0,50
Pour un cachet. N° 20.

Boire aussitôt après un verre d'eau.

c) Épilepsie d'origine gastrique.

Traitement de la cause.

Chez l'enfant, vermifuges.

d) Épilepsie menstruelle.

1° Prendre un lavement contenant *vingt gouttes* de :

Laudanum Sydenham . . . . . . 10 gr.

2° Prendre, pendant la durée des règles, en trois fois, dans un peu d'eau sucrée, *soixante gouttes* de :

Extrait fluide de viburnum prunifolium.   20 gr.

3° Au moment du repas, prendre un cachet contenant :

Antipyrine. . . . . }
Bicarbonate de soude. . . . } ââ 0,50

HYSTÉRIE.

I. Prophylaxie.

1° Surveiller attentivement les enfants névropathes héréditaires ; les tenir éloignés de leur famille et les placer dans un milieu calme et pondéré ; leur éviter toute excitation violente, toute émotion. Pendant toute la seconde enfance, peu de travaux intellectuels, mais hygiène physique appropriée ; marches, gymnastique. S'attacher dans l'éducation à dominer les impressions sensitives et l'impressionnabilité, et faire prévaloir la raison et la volonté.

2° Tous les matins soumettre l'enfant à une lotion froide, faite rapidement avec l'éponge, suivie d'une friction sèche.

3° Vie au grand air, à la campagne. Régime substantiel, tonique, non excitant. Ni thé, ni café, ni alcool, ni tabac.

II. Hystérie légère.

1° Tous les jours prendre une douche froide de 15 à 18°, en jet brisé, d'une durée de 20 à 30 secondes; frictionner ensuite avec un linge sec et rude, ou mieux se faire masser.

2° Prendre, au moment de chaque repas, pendant vingt jours par mois, une des pilules suivantes :

$\not{R}$ Arséniate de fer. . . .   0,001 milligr.
   Extrait de jusquiame, .   0,02 centigr.
   Extrait de valériane . .   0,05   —

F. s. a. une pilule. N° 50.

3° Vie au grand air, à la campagne. Éviter toute excitation physique, intellectuelle ou morale. Pas de lectures romanesques, ni de musique excitante.
  S'abstenir de toute pratique hypnotique.
  Alimentation fortifiante; manger ce qui convient le mieux à des heures régulières.
  Ne pas exciter l'impressionnabilité du malade par une attention incessante, mais montrer plutôt de l'indifférence.
  Ne conseiller le mariage que sous toutes réserves.
  Saison thermale à Néris ou Lamalou.

III. Hystérie à forme grave.

1° Isolement dans un établissement hydrothérapique, interdire toute visite de la famille. Imposer avec fermeté, quoique sans brusquerie, toutes les prescriptions qu'exige l'état particulier de chaque malade.

2° Assurer le malade de la curabilité de son affection ; gagner sa confiance et agir sur son état psychique par tous les moyens que sa crédulité autorise, mais n'intervenir qu'avec le consentement formel de la famille et en ayant soin de réserver le résultat de ces pratiques.

3° Donner, pendant dix jours consécutifs, quatre des pilules suivantes :

> ℞ Bleu de méthyle. . . . . . 0,01 centigr.
> Mica panis. . . . . Q. s.
> F. s. a. une pilule. N° 50.

(Conserver les urines et bien insister sur l'énergie du médicament, *nulle d'ailleurs*, mais qui colore les urines en bleu et peut frapper l'imagination.)

4° Pendant les vingt autres jours du mois, donner à chaque repas deux pilules de :

> ℞ Bromure de camphre. . . . 0,10 cgr.
> Extrait de valériane . . . . 0,05 —
> Extrait de gentiane. . . . . 0,04 —
> Extrait de stramoine. . . . 0,01 —
> F. s. a. une pilule. N° 50.

IV. **Traitement symptomatique.**

a) **Attaques convulsives.**

1° Maintenir le malade couché sur un matelas, si c'est possible, et éloigner tout objet qui pourrait le contusionner. Enlever les vêtements ou les liens qui peuvent gêner la respiration ou la circulation.

2° Faire des aspersions d'eau froide sur le visage.

3° Rechercher et comprimer les zones hystériques frénatrices qui se rencontrent fréquemment dans la région ovarienne chez la femme, les testicules chez l'homme. Pour comprimer, plonger fortement le poing fermé dans la fosse iliaque.

Essayer de fortes tractions de la langue.

4° Si l'attaque se prolongeait faire respirer du *bromure d'éthyle*.

b) **Attaques de sommeil hystérique.**

1° Souffler brusquement sur les globes oculaires, ou sur l'un des deux yeux.

2° Comprimer les zones hystérogènes frénatrices.

3° Comprimer avec les doigts les deux carotides et arrêter ainsi la circulation cérébrale; prolonger assez longtemps cette compression.

4° Si ces moyens n'amenaient pas le réveil, pratiquer les tractions rythmées de la langue, d'après la méthode de M. Laborde.

c) **Attaques de contracture.**

1° Pratiquer un massage superficiel des muscles contracturés; effleurer simplement la peau, si la pression est douloureuse.

2° Transfert à l'aide de l'aimant.

3° Pratiquer l'hypnotisme et tenter d'enlever les contractures par suggestion.

d) **Paralysies hystériques.**

1° Rechercher les zones spasmogènes et par leur excitation provoquer des attaques convulsives.

2° Si le malade est hypnotisable, rechercher la guérison dans la suggestion pendant le sommeil.

3° Employer l'électrothérapie en se servant de la faradisation ; faire contracter les muscles.

4° Si tous ces moyens ne donnent pas de résultat, s'efforcer de frapper l'imagination, même par des moyens extra-médicaux. La guérison peut d'ailleurs survenir spontanément.

NEURASTHÉNIE.

A. *Hygiène.*

1° Supprimer les causes de l'épuisement nerveux, suspendre les occupations professionnelles, le surmenage physique et intellectuel; éviter les émotions, les veilles, les excès de tout ordre.

2° Repos à la campagne, en plaine si c'est possible, à l'abri de tout souci, de toute excitation.
Promenade sans fatigue avec entraînement progressif.
Se coucher de bonne heure et se lever tard.

3° Distraire le malade par des entretiens variés, ne pas le laisser s'abandonner à sa mélancolie; éviter de faire allusion à son affection, mais ne pas le considérer comme un malade imaginaire; l'assurer de la guérison.

4° Manger ce qui convient le mieux, mais à des heures régulières. Insister sur les aliments substantiels, viandes noires, poudre de viande, cervelles, œufs, riz, macaroni.

B. *Hydrothérapie.*

1° Commencer par prendre tous les deux jours un bain simple d'une durée d'un quart d'heure, à la température de 38° à 40°; aussitôt après le bain, friction sèche ou massage méthodique des muscles, puis repos dans la station couchée pendant une demi-heure.

2° Lorsque l'accoutumance au bain sera faite, prendre chaque jour une douche tiède, en jet, d'une durée de 15 à 20 secondes.

Pas de douche froide.

Pas de douche en pluie.

C. *Électricité.*

1° Faire tous les deux jours une séance d'*électricité statique* d'une durée d'un quart d'heure. (Le malade placé sur un tabouret isolant est mis en communication avec le pôle négatif d'une machine électrique et se charge ainsi d'électricité.)

2° Combattre la céphalée par le *souffle électrique* (obtenu en approchant à dix centimètres environ du malade chargé d'électricité une pointe métallique mise en communication avec le sol).

3° Contre la parésie musculaire, se servir de la *friction électrique* (obtenue en promenant sur le corps électrisé une baguette métallique).

D. *Médication tonique.*

1° Avant le repas, prendre vingt gouttes de la préparation suivante dans un peu d'eau sucrée :

℞   Teinture de noix vomique. ⎱ ââ 5 gr.
    —   de ciguë. . . . . ⎰

    Teinture de colombo . . . ⎱ ââ 10 —
    —   de gentiane . . . ⎰

    Essence d'anis . . . .   X gouttes.

2° Pendant le repas, prendre un verre à liqueur de :

℞ Glycéro-phosphate de chaux .   5 gr.
   Sirop d'écorces d'oranges . .   100 —
   Vin de quinquina. . . . ⎫
   Vin de kola. . . . . . . ⎭ ââ 200 —

3° Deux fois par semaine, faire des injections hypo-dermiques d'un centimètre cube d'abord, puis de cinq centimètres cubes, soit avec le liquide orchidien de Brown-Séquard, soit avec le liquide de substance nerveuse de Constantin Paul.

MIGRAINES.

I. Migraine vulgaire.

a. Pendant l'accès.

1° Repos au lit, loin de toute excitation des sens, ni bruit ni lumière. Diète.

2° Boire une forte infusion de *café noir.*

3° Prendre, à jeun, de un à trois des cachets suivants, à une demi-heure d'intervalle :

℞ Antipyrine. . . . .   0,50 cgr.
   Acide salicylique. . . . .   0,25 —
Pour un cachet. N° 10.

b. En dehors des accès.

1° Éviter les écarts de régime. Pas d'aliments épi-cés, ni de viandes faisandées.

Couper la boisson, au moment du repas, avec de l'eau de Pougues.

Maintenir la laxité du ventre par un régime appro-prié (fruits et légumes verts, laxatifs); ou bien prendre le matin une pincée de *magnésie anglaise.*

2° Tous les matins faire des lotions sur le corps avec de l'eau tiède légèrement alcoolisée et frictionner ensuite au gant de crin.

3° Pendant dix jours par mois, prendre au moment du principal repas, dans un peu d'eau, dix gouttes de la préparation suivante :

℞ Liqueur de Fowler. . . . ⎱ ââ 10 gr.
    Teinture de colchique . . ⎰

II. Migraine ophtalmique.

1° Prendre tous les jours deux cuillerées à soupe de la solution suivante, pendant une période de trois mois :

Bromure de strontium . . . .   20 gr.
Eau distillée. . . . .   300 —

2° Éviter tout surmenage des yeux, ne pas s'exposer à une lumière éblouissante.

3° Faire examiner les yeux par un spécialiste et rechercher s'il n'existe pas de troubles de l'accommodation.

CHORÉE.

Hygiène prophylactique.

Repos physique et intellectuel ; vie au grand air, à la campagne, promenades sans fatigue. Suspendre momentanément la lecture et l'écriture. Isoler l'enfant de ses camarades ; éviter d'attirer l'attention sur sa maladie, ne pas lui adresser d'observations sur sa maladresse, ses grimaces.

Tenir l'enfant à l'abri du froid et de l'humidité ; porter de la flanelle.

Alimentation légère et d'une digestion facile; supprimer les excitants. Maintenir la laxité du ventre.

A. — Chorée chez un neuro-arthritique.

1° Donner trois cuillerées à dessert par jour de la potion suivante :

℞ Salipyrine. . . . . 10 gr.
Bromure de strontium . . 20 —
Sirop d'écorces d'oranges. 100 —
Eau de tilleul. . . . . . . 200 —

2° Pendant vingt jours par mois, prendre, au moment de chaque repas, une des pilules suivantes :

℞ Arséniate de fer. . . . 0,002 milligr.
Extrait de jusquiame . 0,01 centigr.
— quinquina. . 0,05 —
F. s. a. une pilule. N° 50.

3° Tous les soirs, en se couchant, prendre une tasse de *tisane de valériane* (16 gr. de racines pour 500 gr. d'eau, sucrer avec du sirop de fleurs d'oranger).

4° S'il n'y a pas de complications cardiaques, faire tous les matins des lotions tièdes d'abord. puis froides, avec de l'eau aromatisée avec de l'alcool de lavande. Friction sèche ensuite au gant de flanelle.

5° Si les mouvements choréiques deviennent trop violents, un *bain galvanique* tous les deux jours, d'une durée de cinq à dix minutes.

6° Si le sommeil était compromis, prendre le soir une cuillerée de :

℞ Hydrate de chloral. . . . 2 gr.
Sirop de morphine . . . 20 —
Eau de fleurs d'oranger . 80 —

7° Couper la boisson avec de l'eau de Vals.

Faire chaque année une saison à Néris-les-Bains, Ussat ou Lamalou.

B. — Chorée chez un lymphatique.

1° Donner trois cuillerées par jour de :

> ℞ Salipyrine. . . . . 10 gr.
> Bromure de strontium . 20 —
> Sirop d'écorces d'oranges. 100 —
> Eau de tilleul. . . . . 200 —

2° Au moment du repas, prendre un verre à liqueur de la préparation suivante

> ℞ Glycéro-phosphate de fer . . 5 gr.
> Sirop d'écorces d'oranges. . 100 —
> Vin de quinquina. . . . . } ââ 200 —
> Vin de kola. . . . . }

3° Tous les jours, prendre soit un bain sulfureux, soit un bain salé.

4° Couper la boisson avec de l'eau de La Bourboule.

Faire chaque année une saison à Luchon, Cauterets, Eaux-Chaudes, Salins ou La Bourboule.

PARALYSIE AGITANTE (Maladie de Parkinson).

1° Faire tous les matins des lotions tièdes sur le corps avec de l'eau alcoolisée; pratiquer ensuite un *massage* méthodique de tous les muscles;

2° Prendre deux *bains galvaniques* par semaine;

3° Appliquer tous les dix jours des *pointes de feu* le long de la colonne vertébrale;

4° Tous les mois, prendre pendant dix jours consécutifs une des pilules suivantes :

℞ Hyosciamine cristallisée . . 0,001 milligr.
Solanine. . . . . 0,01 centigr.
Extrait de gentiane . . . . 0,05 —
Benzoate de soude. . . . . 0,10 —

    F. S. A. une pilule. N° 20.

Les vingt autres jours du mois, prendre au moment
du repas une cuillerée à soupe de la solution suivante :

℞ Bromure d'or. . . . . . 0,05 centigr.
   Eau distillée 250   gr.

5° Chaque jour, prendre un verre à liqueur de la
préparation suivante :

℞ Glycéro-phosphate de fer. 5 grammes
   Sirop d'écorces d'oranges
      amères. . . . . 100 —
   Vin de quinquina . . .)
   Vin de Kola. . . . . .) ââ 200 —

6° Si le sommeil était troublé, prendre, en se couchant, dans une tasse de fleurs d'oranger, vingt
goultes de :

   Teinture alc. de piscidia erythrina. 20 gr.

7° Maintenir la laxité du ventre en buvant un verre
d'eau de Miers ;

8° Aller, en été, faire une saison à Lamalou ou
Néris.

COMA.

I. Coma dans les affections méningo-encéphaliques.

1° Aérer largement la chambre dans laquelle se trouve couché le malade.

Faire des frictions sur tout le corps avec de l'eau alcoolisée.

Appliquer des sinapismes sur les jambes.

2° Appliquer au niveau des apophyses mastoïdes quatre sangsues, ou bien pratiquer une saignée au bras.

3° Donner le lavement purgatif suivant :

℞ Sulfate de soude. . . . . 25 gr.
 Follicules de séné . . . . . . 15 —
Faire infuser dix minutes dans 250 gr. d'eau.

4° Pratiquer les tractions rythmées de la langue d'après la méthode Laborde, et appliquer, un peu au-dessus du nombril, le marteau de Mayor.

5° Alimenter le malade avec du lait et du bouillon; si la déglutition est trop difficile, donner des lavements nutritifs :

℞ Jaune d'œuf . . . . N° II.
 Peptones sèches . . . . 5 gr.
 Lait . . . . 300 —

II. Coma dans les infections et les intoxications.

1° Pratiquer toutes les heures, alternativement, avec la seringue de Pravaz, des injections sous-cutanées d'éther et de caféine :

℞ Caféine. . . . .   3 gr.
    Benzoate de soude. . . . . . .   4 —
    Eau bouillie . . . .   10 —

2° Tous les quarts d'heure faire absorber une cuil-lerée à soupe de la potion suivante :

℞ Acétate d'ammoniaque. . . .   4 gr.
    Teinture de musc . . . . . .   1 —
    Essence de menthe. 0.25
    Julep gommeux . . . .   120 gr.

3° Provoquer la diurèse en administrant un grand lavement (un litre et demi) à l'eau froide (15°).

4° S'il y a intoxication, donner le contre-poison spé-cial, et provoquer le vomissement en pratiquant une injection sous-cutanée, d'un centimètre cube, avec :

℞ Chlorhydrate d'apomorphine .   0 gr. 10
    Eau bouillie . . . .   10 —

III. Coma dans les névroses.

1° Administrer le lavement suivant :

℞ Teinture de valériane . . . . .   5 gr.
    Musc. . . . .   1 —
    Jaune d'œuf . . . .   N° 1
    Eau. . . . .   250 gr.

2° Comprimer avec les doigts les deux carotides.

3° Pratiquer les tractions rythmées de la langue et faire passer dans les différentes parties du corps des courants électriques interrompus.

CONVULSIONS.

A. *Au moment de l'attaque.*

1° Coucher le malade horizontalement, dans une chambre bien aérée; enlever tout lien constricteur. Lotionner le visage avec un linge mouillé.

2° Administrer immédiatement un lavement d'eau tiède à laquelle on ajoutera une cuillerée à dessert de sel de cuisine et deux cuillerées à soupe d'huile à manger.

3° Faire prendre, par cuillerées à dessert, toutes les cinq minutes, la potion suivante :

℞ Bromure de strontium . . . . . 2 gr.
Musc. . . . . 0 — 20
Sirop de chloral. . . . . 20 —
Sirop de fleurs d'oranger. . . . 30 —
Hydrolat de tilleul. . . . . . . 70 —

4° Si la potion ne peut être prise, donner le lavement calmant suivant :

℞ Musc . . . . 0 gr. 25
Hydrate de chloral . . 0 — 50
Camphre . . . . 1 —
Jaune d'œuf . . . . . N° 1
Eau . . . . 150 gr.

5° Si l'attaque convulsive persistait, faire des inhalations d'éther ou de chloroforme.

Ne considérer l'attaque comme terminée que lorsque l'enfant aura uriné.

B. *Après l'accès.*

1° Tenir l'enfant au repos, à l'abri de toute excitation des sens (obscurité, silence). Ne donner que du lait pour toute alimentation.

2° Faire prendre, par cuillerées à dessert, toutes les heures, la potion suivante :

> ℞ Sirop de codéine . . . 10 gr.
> Sirop de jusquiame . . 20 —
> Eau de laurier-cerise . 5 —
> Hydrolat de tilleul. . . 60 —

3° Rechercher soigneusement la cause et instituer un traitement approprié.

Indigestion : Vomitifs.

Constipation : Purgatifs, lavements.

Vers intestinaux : Anthelminthique.

Dentition : Cocaïne ou chloroforme sur la gencive; inciser la gencive.

Début d'une fièvre éruptive : Lotion avec de l'eau alcoolisée. Grand bain.

Affections cérébrales : Sangsues aux apophyses mastoïdes. Calomel à l'intérieur. Mercure et iodure si la syphilis est soupçonnée.

CRAMPES PROFESSIONNELLES.

I. *Forme spasmodique.*

1° Repos absolu au point de vue de la fonction altérée. Dans la crampe des écrivains à forme bénigne, modification de la plume, du porte-plume, de la façon de tenir le porte-plume.

2° Chaque jour pratiquer un massage régulier et méthodique de tous les muscles intéressés. Faire suivre le massage de l'application d'une douche tiède au niveau du membre frappé et d'une douche en jet brisé le long de la colonne vertébrale.

3° Prendre chaque jour une cuillerée à soupe de la solution suivante :

Arséniate de soude. . . .   0 gr. 10
Eau distillée. . . . . . .   250 —

4° Le matin, à jeun, prendre dans un verre d'eau de Royat une cuillerée à soupe de *benzoate de soude*, ou bien deux verres d'eau de Vittel.

II. *Forme paralytique*.

1° A la médication précédente, ajouter : des applications, tous les deux jours, de *courants continus* le long des nerfs et des muscles frappés.

2° Tous les ans, faire une cure à Néris ou Lamalou.

NÉVRITES.

1° Tous les matins, une douche froide, de vingt à trente secondes de durée, en jet, sur tout le corps. Frictions sèches à la suite avec le gant de crin. Massage méthodique des muscles frappés.

2° Tous les deux jours, appliquer des courants continus faibles le long des nerfs et des muscles atteints.

3° Tous les dix jours, appliquer des pointes de feu le long des nerfs malades et de la colonne vertébrale.

4° Faire, alternativement avec les pointes de feu, des badigeonnages légers et successifs (toujours à une place nouvelle) le long du trajet nerveux et de chaque côté du rachis, avec un pinceau traçant un rond de la grandeur d'une pièce de 2 francs, trempé légèrement dans la mixture ci-après (matin et soir):

℞ Teinture d'iode (Codex). . .   20 gr.
   Iode cristallisé. . . . . . .   8 —
   Iodure de potassium . . . .   4 —
M. s. a.

5° Quinze jours par mois, prendre, au moment du repas, une cuillerée à soupe de la solution suivante :

℞ Chlorure d'or et de sodium .   0 gr. 10
   Eau distillée. . . . .   250 —

6° En été, faire une saison à Lamalou ou Chaudes-Aigues.

NÉVRALGIES

A. Névralgie faciale.

1° Repos à la chambre, à l'abri de toute excitation des sens.

2° Prendre, à quatre heures au moins d'intervalle, une pilule d'*azotate d'aconitine cristallisée* (de Duquesnel), d'un quart de milligramme, jusqu'à concurrence de 3 à 4 (au plus) pilules en vingt-quatre heures.

3° Si la névralgie affecte une forme intermittente ou paroxystique accusée, prendre de trois à quatre des pilules suivantes, à quatre heures d'intervalle :

℞ Azotate d'aconitine cristallisée
   (de Duquesnel) . .   . . . .   1/4 de milligr.
   Extrait thébaïque. . . . . . .   0 gr. 02
   Bromhydrate de quinine. . .   0 — 20
F. s. a. une pilule. N° 20.

4° Frictionner les points douloureux du trajet du trijumeau avec la solution suivante :

℞ Chlorhydrate de cocaïne. . .   0 gr. 25
   Sulfate d'atropine. . . . . .   0 — 10
   Eau distillée . . . .   100 —

4

5° Si la douleur persiste trop violente, pratiquer une injection sous-cutanée d'un centimètre cube avec la solution :

℞ Chlorhydrate de morphine. .   0 gr. 10
    Sulfate neutre d'atropine . .   0 — 005
    Eau distillée. . . . .   10 —

6° Traitement causal : Névropathie, chloro-anémie, malaria, syphilis, saturnisme, nicotisme; lésions osseuses, dentaires, nasales, oculaires.

B. Névralgie intercostale.

1° Frictionner les points douloureux avec une flanelle imbibée d'*essence de térébenthine.*

2° Recouvrir ensuite avec une flanelle imbibée du liniment suivant :

℞ Huile de jusquiame . . . .   200 gr.
    Chloroforme. . . . .   40 —
    Laudanum de Rouss.au. .   15 —

3° Prendre dans la journée trois cachets de :

℞ Extrait thébaïque. . . .   0 gr. 02
    Phénacétine . . . . . .   0 — 50
N° 10.

4° Si la douleur est trop aiguë, pratiquer une injection sous-cutanée de morphine (selon la formule ci-dessus).

5° Si l'accès se prolonge, faire passer des courants continus en plaçant le pôle positif sur la colonne vertébrale et le pôle négatif sur le point douloureux.

C. Névralgie sciatique.

a) *Sciatique simple.*

1° Repos au lit, le membre malade tenu dans l'im-mobilité et enveloppé d'ouate.

2° Faire sur le trajet du sciatique des pulvérisations de *chlorure de méthyle* en ayant soin de promener le jet d'une façon continue pendant quelques secondes seulement, de façon à ne déterminer ni vésication, ni escarre.

3° Prendre chaque jour, pendant vingt jours par mois, une cuillerée à soupe de :

℞ Arséniate de soude . . .   0 gr. 10
   Iodure de strontium . . .   10 —
   Eau distillée. . . . . . .   250 —

4° Un bain sulfureux tous les deux jours, suivi d'un massage des muscles de la jambe,

b) *Sciatique rebelle.*

1° Faire tous les huit jours des pointes de feu le long du sciatique et alterner avec des frictions térébenthi-nées et application du liniment chloroformé et lauda-nisé ci-dessus,

2° Prendre chaque jour deux pilules de :

℞ Nitrate d'argent . . . .   0 gr. 01
   Extrait de belladone. .   0 — 01
   Poudre de réglisse . .   q. s.
Pour une pilule. N° 30.

3° Si les moyens médicaux ne réussissent pas et si les douleurs empêchent la fonction du membre, pra-tiquer l'*élongation du nerf.*

MALADIES MENTALES

PARALYSIE GÉNÉRALE

PRÉCEPTE GÉNÉRAL. — Toute maladie mentale déter-minée, c'est-à-dire toute maladie caractérisée par un *délire*, systématisé ou non, généralisé ou partiel, dé-lire hallucinatoire, de persécution, maniaque, mélan-colique, hypocondriaque, etc., nécessite, comme base fondamentale de tout traitement rationnel, le place-ment du malade hors du milieu où s'est développée et a évolué son affection, sur un terrain neutre qui est la maison de santé ou l'asile *spéciaux*, où il trouve à la fois l'isolement nécessaire, la surveillance de tous les instants, et les soins adjuvants appropriés.

En conséquence, en présence d'un cas avéré de *folie*, la première conduite à tenir par le médecin consulté, son premier devoir, après avoir paré, autant que pos-sible, aux plus pressantes indications, est de con-seiller l'internement, et de délivrer à cet effet le *certi-ficat* justificatif suivant, en conformité de la loi de 1838.

« Je, soussigné, docteur en médecine, etc..., certifie que Monsieur..., (Madame... ou Mademoiselle X...), âgé de..., domicilié à..., est atteint d'une affection *men-tale* caractérisée par... (désigner la forme prédomi-nante du délire ou des conceptions délirantes avec les manifestations ou les actes impulsifs, auxquels ils ont déjà donné lieu : actes de violence, idées et tentatives de suicide ou d'homicide, projets inconsidérés, irrai-sonnables, dissipation inconsciente de la fortune, inca-pacité de se conduire et de se gouverner, etc.); — et que cet état nécessite, d'urgence, autant dans l'intérêt privé du malade et de son entourage, que de l'ordre public, son placement dans un asile spécial, pour y être soumis à une surveillance et aux soins appropriés.

« En foi de quoi, etc. »

Thérapeutique symptomatique d'attente.

1° Pratiquer de une à trois injections hypodermiques d'un centimètre cube avec la solution suivante :

℞ Chlorhydrate de morphine. . .   0 gr. 10
   Sulfate d'atropine . . . .   0 — 01
   Eau distillée de laurier-cerise . 10 —

2° Si le malade accepte de prendre des médicaments, donner deux à trois pilules par jour de :

℞ Narcéine soluble (méco-narcéine). 0 gr. 40
   Hyosciamine cristallisée. . . . . . 0 — 04
F. s. a. vingt pilules semblables.

3° Toutes les deux heures donner une cuillerée à soupe de la préparation suivante jusqu'au calme complet.

℞ Bromure de strontium . . . . 20 grammes.
   Hydrate de chloral.   10   —
   Sirop de valériane   50   —
   Sirop de menthe. 100   —

MALADIES DE L'APPAREIL DIGESTIF

STOMATITES

I. Stomatite érythémateuse.

1° Éviter toute cause d'irritation buccale ; s'abstenir de fumer ; ne pas manger de mets épicés. Faire oblitérer ou extraire les dents cariées.

2° Tous les matins, procéder au nettoyage des dents à l'aide d'une brosse fine enduite de la poudre suivante :

℞ Carbonate de magnésie . . . 30 gr.
   Poudre de quinquina gris. . 20 —
   Saccharine . . . . 5 —
   Carmin . . . . 1 —
   Essence de menthe . . . . . XX gouttes.

3° Plusieurs fois dans la journée, et surtout après le repas, se rincer la bouche avec de l'eau dans laquelle on versera quelques gouttes de l'élixir suivant :

℞ Thymol . . . . 0 gr. 25
   Alcoolature de cochléaria . 50 —
   Teinture de cachou . . . . 20 —
      —   de benjoin . . . . 10 —
   Essence de menthe . . . . q. s.

4° Si les gencives sont ulcérées, toucher légèrement matin et soir, avec un tampon de ouate hydrophile imbibé de :

♃ Teinture d'iode . . . . 10 gr.
  Teinture thébaïque . . 5 —
  Teinture de benjoin . . 2 —
  Glycérine . . . . 20 —

II. Stomatite ulcéro-membraneuse.

1° Éviter la contagion. Soins de propreté de la bouche obtenus à l'aide de la poudre et de l'élixir précédemment prescrits.

2° Prendre chaque jour la potion suivante, par cuillerées, toutes les deux heures :

♃ Chlorate de potasse . . . 4 gr.
  Julep. . . . . 120 —

3° Toucher les ulcérations matin et soir avec un petit tampon de ouate hydrophile imbibé de :

♃ Biiodure d'hydrargyre . 0 gr. 25
  Eau distillée. . . . . . 120 —
  Glycérine . . . . q. s.

4° Prendre matin et soir un des cachets suivants :

Benzonaphtol. . . . . 0 gr. 25
N° 10.

5° Alimentation : lait additionné d'eau de Vichy, bouillon, œufs, purées.

III. Stomatite gangreneuse. Noma.

1° Faire toutes les deux heures de grands lavages de la bouche avec :

♃ Thymol. . . . . 0 gr. 25
  Acide phénique . . . . 1 —
  Teinture d'eucalyptus. 10 —
  Eau. . . . . 1000 —

2° Trois fois par jour toucher légèrement les parties gangrenées avec un tampon d'ouate imbibé de :

℞ Sublimé. . . . . . 1 gr.
Glycérine. . . . . 30 —

3° Prendre toutes les deux heures une cuillerée à dessert de :

℞ Extrait de quinquina . . . . ⎫ ââ 4 gr.
Extrait de kola. . . . . . . ⎬
Eau-de-vie vieille. . . . . . 10 —
Sirop d'écorces d'oranges. . . 50 —
Hydrolat. . . . . 60 —

4° Alimentation : lait, crème, gelées, purées de viande. Grogs, café.

IV. Stomatite aphteuse.

1° Trois fois par jour, toucher les ulcérations avec un pinceau trempé dans le collutoire suivant :

℞ Chlorhydrate de cocaïne, 0 gr. 10
Borax. . . . . 2 —
Miel rosat. . . . . . . ⎫ ââ 20 —
Eau de fleurs d'oranger.⎭

2° Régime lacté. Couper le lait bouilli tantôt avec de l'eau de Vichy, tantôt avec de l'eau de chaux, une cuillerée à soupe par demi-tasse.

V. Stomatite crémeuse. Muguet.

1° Surveiller l'hygiène de la bouche, surtout dans les états cachectiques. Faire rincer fréquemment la bouche avec de l'eau alcaline de Vals.

2° Badigeonner la bouche toutes les deux heures avec :

℞ Borax. . . . .   4 gr.
Sirop de cachou. . }
Eau de menthe . . } ââ 30 —

ANGINES

I. Angines catarrhales aiguës.

A. *Angine simple.*

1° Repos à la chambre à une température modérée (17 à 18°). Boissons chaudes : tisane de tilleul sucrée avec du *sirop de mûres*.

Alimentation : lait, bouillon, potages, crèmes.

2° Faire trois fois par jour des irrigations chaudes dans la bouche et l'arrière-gorge avec la solution antiseptique suivante :

℞ Thymol. . . . .   0 gr. 25
Acide phénique. . . . . .   1 —
Teinture d'eucalyptus. . .   10 —
Eau. . . . .   1000 —

3° Toutes les heures, faire, à l'aide d'un tampon de ouate hydrophile fixé au bout d'un bâtonnet, des badigeonnages de la gorge avec le collutoire suivant :

℞ Chlorhydrate de cocaïne .   0 gr. 30
Borax . . . .   4 —
Miel rosat . . . . }
Eau de fleurs d'oranger. } ââ 20 —

4° Prendre matin et soir un des cachets suivants :

Salicylate de quinine . . . .   0 gr. 25

5° S'il existe un embarras gastrique ou un état bilieux, administrer le vomitif suivant, à prendre en trois fois à dix minutes d'intervalle, dans un peu d'eau sucrée :

℞ Poudre d'ipéca . . . . 1 gr. 50
Tartre stibié. . . . . . 0 — 05

B. *Angine phlegmoneuse.*

1° Faire les irrigations antiseptiques comme pour l'angine simple.

2° Badigeonner les parties malades et douloureuses avec le collutoire suivant :

℞ Chlorhydrate de cocaïne. . . . 0 gr. 50
Acide salicylique . . . . 1 —
Teinture d'eucalyptus . . . . . 10 —
Glycérine . . . . 50 —

3° Prendre matin et soir un cachet de :

Sulfate de quinine.. . 0,30 centigr.

4° Enduire les ganglions sous-maxillaires tuméfiés avec de l'onguent mercuriel belladoné et recouvrir ensuite avec de la ouate simple.

Onguent mercuriel belladoné . . . 30 grammes.

5° Dès que le pus est collecté, ouvrir l'abcès avec un bistouri garni de sparadrap ne laissant à nu que la pointe; bien enfoncer dans l'amygdale, en ayant soin de ne pas blesser les piliers du voile du palais.

Aussitôt après faire des injections avec la solution antiseptique précédemment prescrite, ou simplement avec de l'*eau boriquée.*

II. Angines chroniques (1).

Prophylaxie. Rechercher la cause ; examen du nez et du larynx ; les angines chroniques étant le plus souvent liées à un état diathésique (lymphatisme, scrofule, arthritisme), il y a lieu tout d'abord de modifier l'état général des malades par un traitement approprié.

Éviter toute cause d'irritation locale; pas de tabac, pas d'alcool, ni de mets épicés.

Pratiquer une antisepsie rigoureuse de la bouche et de l'arrière-gorge à l'aide de la solution prescrite pour les angines simples.

Faire tous les ans une saison à Cauterets, le Mont-Dore, la Bourboule, Challes.

A. *Amygdalite lacunaire.*

1° Insuffler chaque jour, à l'aide d'un petit tube en verre prolongé par un tube de caoutchouc — ou bien à l'aide simplement d'une plume d'oie — la poudre suivante :

℞ Menthol. . . . . 0 gr. 10
    Alun. . . . . 10 —
    Acide borique . . . . 20 —
Pulvériser finement.

2° Badigeonner l'amygdale, matin et soir, avec :

(1) Les indications que nous donnons ici sur le traitement des maladies chroniques du pharynx peuvent être mises en pratique par tout médecin ; néanmoins il est préférable de laisser la direction du traitement à des spécialistes autorisés.

℞ Teinture thébaïque. . . .   5 gr.
Teinture d'iode . . . . .   10 —
Glycérine . . . .   20 —

3° Si la guérison se fait attendre, pratiquer la *discission des amygdales*.

(Cocaïniser d'abord avec une solution au 1/20°; introduire ensuite dans chaque orifice des cryptes malades un crochet mousse et déchirer la paroi. Lavage antiseptique consécutif.)

B. *Hypertrophie des amygdales.*

1° Toucher tous les jours les amygdales hypertrophiées avec un tampon de ouate hydrophile imbibé de la solution suivante :

℞ Chlorure de zinc . . . .   1 gr.
Eau distillée . . . . . .   100 —

2° Si les amygdales sont molles, vasculaires, pratiquer tous les quinze jours l'*ignipuncture* à l'aide du galvano-cautère. Combattre la douleur consécutive à l'aide de badigeonnages avec :

℞ Chlorhydrate de cocaïne. .   0 gr. 50
Eau distillée . . . . . .   25 —

3° Si les amygdales sont saillantes, dures et peu vasculaires, pratiquer l'*amygdalotomie*. S'il y a hémorrhagie consécutive, faire sucer de la glace et toucher la section avec un tampon imbibé de perchlorure de fer.

C. *Angines chroniques diffuses.*

1° Faire chaque jour trois pulvérisations avec de l'eau de Labassère.

2° Badigeonner les parties malades tous les deux jours avec :

℞ Teinture thébaïque . . . . . 5 gr.
Teinture d'iode . . . . 10 —
Glycérine . . . . 15 —

3° Tous les deux jours, également, en alternant avec la préparation précédente, badigeonner avec :

℞ Teinture de cachou . . . . 5 gr.
Tannin . . . . 10 —
Glycérine . . . . 15 —

III. Angines pseudo-membraneuses.

A. *Angine herpétique.*

1° S'il y a fièvre, prendre chaque jour un cachet de :

Antipyrine . . . . . 0 gr. 50

N° 4.

Avoir soin de boire immédiatement une tasse d'infusion chaude de tilleul, feuilles d'oranger et menthe, pour favoriser l'absorption.

2° Gargariser toutes les heures, avec une décoction très chaude de racines de guimauve et de pavot, à laquelle on ajoutera, par tasse, une cuillerée de miel.

3° Si la douleur est trop vive, faire des badigeonnages avec :

℞ Chlorhydrate de cocaïne . 0 gr. 30
Menthol . . . . 1 —
Huile d'olives . . . . . . 30 —

4° Prendre le purgatif suivant, dans une tasse de lait :

Phosphate de soude . . . . 40 gr.

B. *Angine gangreneuse.*

1° Faire toutes les deux heures des lavages antiseptiques avec la solution suivante :

> ℞ Menthol . . . . . 0 gr. 25
> Acide phénique . 5 —
> Eau . . . . 1 litre.

2° Badigeonner quatre fois par jour les parties malades avec un tampon de ouate hydrophile imbibé de :

> ℞ Permanganate de potasse . 0 gr. 50
> Eau . . . . 300 —

3° Insuffler matin et soir la poudre suivante :

> ℞ Menthol . . . . 0 gr. 10
> Chlorate de potasse. . . . 10 —
> Acide borique. . . . . . . 20 —
> Pulvérisez finement.

4° Soutenir l'état général et prendre à cet effet la
potion suivante, quatre cuillerées à soupe par jour :

> ℞ Extrait de quinquina. . ⎫ ââ 4 gr.
> Extrait de kola. . . . . ⎭
> Eau-de-vie vieille. . . . . 10 —
> Sirop d'écorces d'oranges 50 —
> Hydrolat. . . . . 6) —

C. *Angines diphtéroïdes.*

1° Toutes les heures, pratiquer de grands lavages
antiseptiques tièdes avec :

> ℞ Menthol . . . . . 0 gr. 25
> Acide phénique . 5 —
> Eau. . . . . . . 1 litre.

2° Trois fois pa jour, à l'aide d'un petit tampon de
ouate hydrophile roulé en quenouille sur une pince à

forcipressure, enlever les fausses membranes en ayant soin de ne pas faire saigner. Puis toucher légèrement les surfaces malades avec un nouveau tampon imbibé de :

℞ Biiodure d'hydrargyre. .   2 gr.
   Glycérine. . . . . 50 —

3° Alimenter le malade avec du lait, des potages, des crèmes, du jus de viande, et donner trois cuillerées à soupe par jour de la potion suivante :

℞ Extrait de quinquina. . ⎫
   Extrait de kola. . . . . ⎬ ââ   4 gr.
   Potion de Todd . . . . . ⎭ 120 —

D. *Angine diphtérique.*

Prophylaxie. — Bien fixer le diagnostic par l'examen bactériologique (1). Isolement absolu dans une

(1) *Examen bactériologique.*— Saisir une fausse membrane avec une pince stérilisée, l'essuyer sur du papier buvard ; la promener, en frottant, sur une lamelle ; fixer en séchant à la flamme et colorer en versant deux ou trois gouttes du bleu composé de Roux ; laver dans de l'eau, sécher au buvard et examiner au microscope avec un objectif à immersion. Les bacilles diphtériques se présentent sous forme de bâtonnets légèrement renflées à leurs extrémités.

Cultures. — Le bacille diphtérique se cultive sur sérum coagulé de sang de bœuf. Pour ensemencer un tube de sérum, toucher une fausse membrane avec un fil-spatule stérilisé, promener cette spatule à la surface du tube de sérum et couvrir cette surface de traînées parallèles. Boucher le tube avec un tampon de ouate, flamber et porter à l'étuve à 37°. Au bout de vingt-quatre heures, s'il y a diphtérie, on voit à l'œil nu, à la surface du tube, des colonies d'un blanc grisâtre, arrondies, de contour régulier. Les autres microbes ne donnent de cultures qu'après un séjour plus considérable à l'étuve.

chambre grande, bien aérée et nue (enlever les tapis, tentures et rideaux). N'approcher du malade qu'avec un vêtement spécial (grande blouse) ; éviter de respirer l'haleine et se mettre à l'abri des éclaboussures pendant les quintes de toux. Ne pas manger dans la chambre du malade.

Se rincer la bouche avec de l'eau boriquée ; se laver fréquemment les mains et le visage avec une solution de sulfate de cuivre à 2 0/0.

Laver deux fois par jour le parquet avec une solution forte de sulfate de cuivre (5 0/0) ; tremper dans l'eau bouillante tous les linges souillés.

Après la guérison, désinfection de la literie et des habits à l'étuve. Brûler les jouets. Désinfection de l'appartement.

Traitement. — A. Identique à celui des angines diphtéroïdes.

B. *Sérumthérapie* (méthode Roux-Behring).— 1° Pratiquer, en prenant toutes les précautions que commande l'antisepsie, une injection hypodermique dans le flanc, de vingt centimètres cubes de *sérum antitoxique.*

Si les jours suivants le malade présente une élévation de température, une augmentation du pouls ou de l'albuminurie, renouveler les injections antitoxiques, mais à doses moindres, 10 à 15 cc.

2° Faire trois fois par jour deux grands lavages de la bouche, du pharynx et du nez, avec :

℞ Liqueur de Labarraque. . . . . 50 gr.
Eau bouillie. . . . . 1 litre.

3° Toucher, toutes les deux heures, les fausses membranes avec un tampon imbibé de :

℞ Acide salicylique.. . . . . 1 gr.
   Glycérine. , ... 40 —
   Infusion d'eucalyptus.. . . . . 60 —
   Alcool.. . . . . q. s.

4° Alimentation : lait, potages, crèmes, jus de viande.

SYPHILIS BUCCO-PHARYNGÉE

A. Chancre.

1° S'abstenir de fumer, de boire de l'alcool et do prendre des mets irritants.
Se rincer la bouche fréquemment avec de l'eau boriquée.

2° Si l'ulcération buccale est trop douloureuse, toucher avec la solution suivante :

℞ Chlorhydrate de cocaïne. . 1 gr.
   Eau distillée. . . . . 30 —

3° Prendre, au moment de chacun des deux repas, une des pilules suivantes :

℞ Protoiodure d'hydrargyre. . 0 gr. 03
   Extrait de gentiane. . . . . 0 — 04
   Extrait thébaïque. . . . . . 0 — 01
Pour une pilule. N° 50.

B. Accidents secondaires.

1° Maintenir la bouche dans un état de propreté excessif. Gargariser fréquemment avec une décoction de racines de guimauve.

2° Toucher chaque plaque avec un *crayon de nitrate*

d'argent. Renouveler ces attouchements tous les trois jours jusqu'à disparition complète.

Si cette cautérisation ne suffit pas, toucher très légèrement avec le *nitrate acide de mercure.*

3° Continuer l'usage des pilules précédemment prescrites, ou bien prendre, dans un peu de lait, une cuillerée à soupe matin et soir de :

℞ Liqueur de Van Swieten. 100 gr.
   Iodure de potassium. . .   50 —
   Eau distillée. . . . . . . 400 —

4° Prendre chaque jour, en trois fois, dans un verre d'eau sucrée, une cuillerée à café de :

Chlorate de potasse . . . 50 gr.

C. **Accidents tertiaires.**

Prendre chaque jour deux à trois cuillerées à soupe de :

℞ Iodure de potassium. . .   20 gr.
   Eau distillée. . . . . . . 250 —

EMBARRAS GASTRIQUE

A. **Indigestion.**

1° Favoriser le vomissement en prenant des boissons tièdes abondantes et en titillant la luette.

Si le vomissement ne survient pas, prendre, dans de l'eau sucrée, en trois fois, à dix minutes d'intervalle :

℞ Poudre d'ipéca. . . . . 1 gr. 50
   Tartre stibié . . . . . . 0 — 05

2° Après le vomissement, prendre une *infusion chaude de fleurs d'oranger* et une cuillerée toutes les heures de la potion suivante :

℞ Elixir de Garus . . . . 50 gr.
  Eau de laurier-cerise . 10 —
  Hydrolat de tilleul . . 60 —

3° Diète absolue. Boissons acidulées et gazeuses : limonade au citron, eau de Seltz, champagne.

B. Catarrhe aigu de l'estomac.

1° Prendre en deux fois, à une demi-heure d'intervalle, le purgatif suivant :

℞ Sulfate de soude. . . $\big\}$ ââ 20 gr.
  Sulfate de magnésie.
  Sirop de limons. . . . 50 —
  Eau . . . . 250 —

2° Prendre matin et soir un cachet de :

Benzonaphtol . . . 0 gr. 30

3° Alimentation : lait coupé avec de l'eau de Vichy (Célestins), citronade, orangeade, champagne.

4° Si l'état gastrique persiste, renouveler le purgatif trois jours après le premier.

C. Fièvre gastrique bilieuse.

1° Prendre, le matin, dans un peu de lait, en trois fois, et à une demi-heure d'intervalle, les paquets suivants :

℞ Calomel. . . . . . $\big\}$ ââ 1 gramme.
  Poudre de sucre. . .
Pour trois paquets.

2° Le soir, si la température reste élevée, prendre un cachet de ;

Salicylate de quinine . . . 0 gr. 40

3° Diète. Lait coupé avec de l'eau de Vals (Saint-Jean).

4° Le lendemain, continuer les cachets de salicylate de quinine et prendre un demi-verre toutes les heures de la limonade suivante :

℞ Acide lactique . . . 10 gr.
  Sirop de sucre . . . 90 —
  Eau . . . . 900 —

5° Les jours suivants, prendre, au moment du repas, dans un peu d'eau sucrée, quinze gouttes de la mixture suivante :

℞ Teinture de cascarille. . ⎫
  —   de colombo . . ⎬ āā 10 gr.
  —   de badiane. . . ⎭
  —   de noix vomique .   5 —

GASTRITES AIGUES

A. Gastrite catarrhale.

1° Prendre le matin à jeun le purgatif suivant :

℞ Phosphate de soude. . . 30 gr.
  Sirop de limon. . . . . 50 —
  Eau . . . . 200 —

2° Diète lactée. Boissons gazeuses et acidulées (citronade, orangeade).

Le lendemain, maintenir la diète, bouillon froid et lait froid. Boissons acidulées.

3° Les jours suivants, prendre au moment de chaque repas dix gouttes de la mixture suivante :

℞ Teinture de gentiane . . . . ⎫
    —   colombo . . . . ⎬ ââ 5 gr.
    —   badiane . . . . ⎬
    —   noix vomique . ⎭

4· Éviter tout écart de régime ; pas de mets trop épicés, ni de viandes faisandées.

Éviter les veilles, les excès vénériens, les fatigues intellectuelles.

Faire une petite promenade après chaque repas.

B. Gastrite phlegmoneuse.

1° Maintenir en permanence de la glace sur l'épigastre.

2° Boire par gorgées, tous les quarts d'heure, une infusion froide d'*espèces aromatiques*.

3° Si les douleurs sont trop vives, prendre toutes les demi-heures une cuillerée à soupe de la potion suivante :

℞ Chlorhydrate de cocaïne. . .   0 gr. 20
  Sirop de morphine . . . . . .   40 —
  Eau de fleurs d'oranger. . . .   10 —
  Hydrolat de tilleul . . . . .   100 —

C. Gastrite toxique.

1· Pratiquer immédiatement un grand lavage de l'estomac ou bien provoquer le vomissement en faisant une injection hypodermique d'un centimètre cube avec la solution suivante :

℞ Apomorphine . . . . . .   0 gr. 10
  Eau bouillie . . . . . .   10 —

2. Administrer la substance capable de neutraliser le poison (variable pour chaque cas).

3° Soutenir l'état général. Pratiquer, s'il y a collap-us, des injections sous-cutanées d'éther et de caféine; rictionner le corps avec une flanelle imbibée d'essence de térébenthine.

GASTRALGIE.

I. *Pendant l'accès.*

1° Prendre alternativement, par cuillerées à soupe, tous les quarts d'heure, jusqu'à cessation de la douleur, les deux potions suivantes :

℞   Chlorhydrate de cocaïne. . .   0 gr. 30
     Teinture de badiane. . . . .   1 —
     Eau de fleurs d'oranger . . .   120 —

Et :

℞   Eau chloroformée saturée. .   60 gr.
     Sirop de belladone . . . . .   30 —
     Eau de menthe . . . .   30 —

2° Si la douleur persiste, ou est trop intense, pratiquer une injection sous-cutanée d'un demi-centimètre cube d'abord, puis une seconde un quart d'heure après la première, avec :

℞   Chlorhydrate de cocaïne. . .   0 gr. 05
     Chlorhydrate de morphine. .   0 — 10
     Eau bouillie. . . . .   10 —

II. *En dehors de l'accès.*

1° Rechercher la cause et la combattre directement. Chlorose. — Neurasthénie.

2° Faire tous les jours des lotions froides sur le corps avec de l'eau alcoolisée et frictionner ensuite au gant de crin.

3° Prendre, pendant trois jours par semaine, une cuillerée à soupe de la potion suivante :

> ℞ Bromure de strontium. . . .   20 gr.
> Sirop de valériane. . . . . .   50 —
> Sirop d'écorces d'oranges . .   50 —
> Eau . . . . 150 —

4° Pratiquer, tous les huit jours, quelques pointes de feu au niveau de la région épigastrique.

DYSPEPSIES

I. Hyperchlorhydrie.

1° Éviter toute cause d'excitation morale et de surmenage intellectuel. Repos à la campagne, loin de toute préoccupation professionnelle.

Faire tous les jours des lotions sur le corps avec de l'eau légèrement alcoolisée.

Prendre les repas à heure fixe et ne se remettre au travail qu'une heure au moins après le repas.

Manger très lentement et bien mâcher les aliments. S'abstenir de charcuterie, de salaisons, de viandes faisandées, de gibier, de choux et de légumes féculents ; pas de pâtisseries, ni de fromages faits ; éviter les mets épicés, le poivre, les cornichons ; pas de vinaigre. Composer les repas presque exclusivement avec de la viande, surtout des viandes blanches, des poissons, des œufs, des purées de pommes de terre, des pâtes alimentaires et des légumes verts non acides.

Boire de l'eau de Vals ou de Vichy seule.

Ni alcool, ni tabac.

2° Prendre matin et soir une cuillerée à café de la solution suivante :

> Bromure de strontium . . .   10 gr.
> Eau distillée . . . .   150 —

3° Deux heures après chaque repas, au moment où les douleurs d'estomac commencent à se faire sentir, prendre un des cachets suivants :

> ♃ Bicarbonate de soude . ⎫
> Magnésie calcinée. . . ⎬ ââ 0 gr. 50
> Poudre d'opium. . . . . ⎰   0 — 01

4° Maintenir la laxité du ventre, et, s'il y a constipation, prendre avant chaque repas dix gouttes de :

> ♃ Teinture de rhubarbe . . . .   10 gr.
> Teinture de badiane. . . . .   5 —
> Extrait fluide de cascara. . .   5 —

5° Faire tous les ans une cure à Pougues ou à Vichy.

II. Hypochlorhydrie.

1° Éviter le surmenage professionnel ou intellectuel, exercices modérés; frictions du corps au gant de crin, massage méthodique de l'estomac; électrisation légère tous les deux jours.

Ne pas manger d'aliments qui fermentent ou qui occupent trop de volume. Viandes rôties ; pain grillé.

Régime lacté absolu, si la maladie est trop accusée.

Boire peu, du lait coupé avec de l'eau, et mieux encore de l'eau d'Alet seule.

2° Une demi-heure avant le repas, prendre un cachet contenant :

> ♃ Bicarbonate de soude . . . . .   0 gr. 50
> Poudre de noix vomique. . . .   0 — 05
> Poudre de charbon de peuplier .   0 — 10

3° Au commencement du repas, prendre dix gouttes de la mixture suivante :

℞   Teinture de noix vomique.
     —   gentiane . . . } ââ 5 gr.
     —   colombo. . . .
     Essence d'anis . . . . X gouttes.

4° A la fin du repas, prendre un verre à liqueur de l'élixir suivant :

℞   Pepsine. . . . .   10 gr.
     Diastase . . . .   5 —
     Chlorhydrate de cocaine . .   1 —
     Sirop d'écorces d'oranges. . 100 —
     Vin de grenache . . . . . . 400 —

5° Si les douleurs qui suivent le repas sont trop fortes, prendre une cuillerée à café du mélange suivant :

℞   Acide lactique. . .   1 gr.
     Acide chlorhydrique   2 —
     Eau . . . . 200 —

6° Pratiquer tous les deux ou trois jours un lavage de l'estomac avec de l'eau de Vichy chaude.

III. Dyspepsie des nourrissons.

1° Si l'enfant est au sein, régulariser les tétées, surveiller l'alimentation de la nourrice. Changer de nourrice.

Si l'enfant est au biberon, couper le lait avec quelques cuillerées d'eau de Vals ou de Vichy. S'il y a diarrhée, avec de l'eau de chaux. Lait stérilisé.

2° Après chaque tétée, donner une cuillerée à café de la potion suivante :

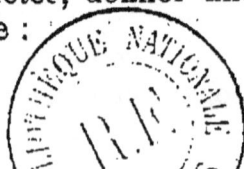

℞ Pepsine . . . . . 1 gr.
Acide lactique . . 2 —
Sirop de limon . 30 —
Eau distillée. . . 90 —

ULCÈRE DE L'ESTOMAC

A. Hématémèses.

1° Repos absolu au lit; éviter tout mouvement; ne pas parler.

2° Tenir un sachet de glace appliqué sur l'épigastre.

3° Sucer de petits morceaux de glace et ne prendre que des boissons glacées.

4° Prendre toutes les deux heures un cachet contenant :

℞ Bicarbonate de soude . . 0 gr. 50
Poudre de ratanhia. . . . 0 — 10
Poudre d'opium . . . . . 0 — 01
Pour un cachet. N° 20.

5° Pratiquer toutes les demi-heures, jusqu'à cessation de l'hémorrhagie, une injection sous-cutanée d'un centimètre cube avec la solution :

℞ Ergotine . . . . 2 gr.
Glycérine . . . . } ââ 5 —
Eau de laurier-cerise. }

6° Alimentation : Lait glacé, une tasse toutes les deux heures.
Lavement nutritif avec :

℞ Jaune d'œuf. . . . N° II.
Peptones sèches. . 10 gr.
Lait. . . . . 300 —

B. **En dehors des hématémèses**.

1° Régime lacté absolu. Une tasse de lait cru toutes les deux heures.

Si les douleurs ne sont pas trop vives, ajouter au lait une cuillerée de *peptone sèche.*

2° Après chaque absorption de lait, prendre dans un peu d'eau une cuillerée à café de :

Bicarbonate de soude. . . 100 gr.

3° Si les douleurs gastriques sont trop vives, prendre une cuillerée à soupe de la potion suivante (2 à 3 cuillerées dans la journée) :

℞ Chlorhydrate de morphine. . 0 gr. 05
Chlorhydrate de cocaïne. . . 0 — 50
Eau de laurier-cerise. . . . . 10 —
Julep. . . . . 100 —

4° Continuer le traitement jusqu'à la cessation complète et absolue de toute douleur.

Ne reprendre ensuite l'alimentation que progressivement, laitages, œufs, poudres de viandes. Lait coupé d'eau de Vichy pour seule boisson.

CANCER DE L'ESTOMAC

A. *Traitement palliatif.*

1° Vie au grand air, au repos ; éviter toute cause de dépression morale, les ennuis et les chagrins.

Faire quatre repas par jour et manger peu à la fois. Lait comme boisson, ou bien infusions chaudes d'espèces aromatiques. Viandes bien cuites, poudres de viandes, gelées de viande ; farineux en purée, pâtes alimentaires, œufs.

2° Au début de chaque repas, prendre un cachet contenant :

℞ Poudre de charbon de peuplier . 0 gr. 30
Naphtol β . . . . 0 — 15

3° A la fin du repas, prendre une cuillerée à soupe de :

℞ Pepsine. . . . . 5 gr.
Acide lactique . . . . . . 1 —
Sirop d'écorce d'oranges . 50 —
Eau de fleurs d'oranger. . 150 —

4° Calmer la douleur en prenant, au moment de l'accès, une pilule de :

℞ Chlorhydrate de cocaine. . . 0 gr. 05
Extrait d'opium . . . . . . } ââ 0 — 01
Extrait de belladone. . . . }
F. s. a. une pilule. N° 20.

Si les douleurs sont trop vives, pratiquer une injection d'un centigramme de morphine.

5° Si les aliments ne sont pas digérés et sont rendus dans des vomissements putrides, pratiquer chaque jour un *lavage de l'estomac* avec une solution antiseptique de :

Permanganate de potasse . . . . . 0 gr. 50

Pour un paquet. N° 10.
Un paquet par litre d'eau.

6° Lorsque l'estomac refuse toute alimentation, donner matin et soir un des lavements nutritifs suivants, en ayant soin d'administrer auparavant un lavement ordinaire :

℞ Jaunes d'œufs. . . . . N° 2
Peptones sèches. . . . . 10 gr.
Lait. . . . . 200 —
Laudanum de Sydenham . . V gouttes.

ou bien :

℞ Vin. . . . . 100 gr.
Bouillon . . . . 150 —
Peptones sèches. . . . . 10 —
Laudanum . . . . V gouttes.

B. *Traitement curatif.*

Si l'état du malade et les limites restreintes et bien
localisées du néoplasme le permettent, conseiller l'*extirpation totale de l'estomac.*

ENTÉRITE AIGUE

A. **Chez l'adulte.**

1° Diète lactée ou bouillon. Éviter le refroidissement ; porter une ceinture de flanelle.

2° Prendre le purgatif suivant, et boire ensuite plusieurs tasses d'infusion de thé :

℞ Sulfate de soude . . . ⎰
Sulfate de magnésie. . ⎱ ââ 20 gr.
Eau. . . . . 200 —
Essence de citron. . . . V gouttes.

3° Le soir, si les coliques persistent, prendre, par
cuillerées à soupe toutes les deux heures, la potion
suivante :

℞ Élixir parégorique . . . 2 gr.
Julep. . . . . 120 —

4° Calmer la soif en prenant toutes les heures un verre de la limonade suivante :

> ℞ Acide lactique. . . . 10 gr.
> Sirop de sucre . . . 100 —
> Eau. . . . . 900 —
> Essence de citron. . X gouttes.

5° Si la diarrhée et les coliques persistent les jours suivants, prendre matin et soir un cachet contenant :

> ℞ Salicylate de bismuth . 0 gr. 50
> Benzonaphtol . . . . . 0 — 25
> Pour un cachet. N° 10.

6° Au moment des coliques, prendre une des pilules suivantes :

> ℞ Poudre de ratanhia. . . 0 gr. 10
> — de cachou . . . 0 — 05
> — d'opium . . . . 0 — 01
> Pour une pilule. N° 10.

B. Chez l'enfant.

a) *Pendant l'allaitement.*

Surveiller le régime de la nourrice : ne pas permettre de boissons alcooliques, ni de mets épicés. Soupes, pommes de terre, lentilles, pois ; peu de viande et peu de vin. Exercice au grand air.

Régulariser les tétées ; une tétée toutes les deux heures. S'il y a régurgitation, éloigner les tétées.

Après chaque tétée, faire prendre, à la cuiller, un peu de lait de la nourrice coupé de quelques gouttes d'eau de chaux ou d'eau de Vals (Saint-Jean).

Si la diarrhée ne cédait pas, changer de nourrice.

Si l'enfant est au biberon, surveiller la propreté du

biberon. Lait stérilisé ; pratiquer soi-même la stérilisation du lait en faisant bouillir au bain-marie le lait enfermé dans des flacons fermés par des rondelles de caoutchouc.

b) *Pendant le sevrage.*

Continuer l'usage du lait comme boisson ; diminuer progressivement le nombre des tétées et remplacer par des biscottes, des bouillies, du racahout, des œufs.

1° S'il y a diarrhée, recourir au régime lacté absolu. Couper le lait avec de l'eau de chaux.

2° Donner, par cuillerées à café toutes les heures, la potion suivante :

℞ Élixir parégorique. . . . . . V gouttes.
Salicylate de bismuth . . . . 3 gr.
Eau de chaux . . . . 30 gr.
Sirop de grande consoude . ⎫ ââ 30 —
Sirop de cachou . . . . . . ⎭

3° Faire des frictions sur le ventre avec de l'huile de camomille.

c) *Choléra infantile.*

1° Diète hydrique : Eau distillée, eau albumineuse, eau de riz.

2° Toutes les heures, donner une cuillerée à café de la potion suivante :

℞ Acide lactique. . . . 2 gr.
Julep . . . . 80 —

3° Matin et soir, administrer un lavement d'amidon cuit dans lequel on ajoutera *deux gouttes de laudanum de Sydenham.*

4° S'il y a collapsus, plonger l'enfant dans un *bain sinapisé,* pratiquer des frictions sur tout le corps et

faire des injections sous-cutanées de dix grammes avec
le sérum artificiel suivant :

℞ Phosphate de soude. . . .   1 gr.
   Chlorure de sodium . . . .   5 —
   Sulfate de soude . . . . .   10 —
   Eau distillée. . . . .   1000 —

ENTÉRITES CHRONIQUES

1° Éviter tout écart de régime, ne pas prendre d'alcool. Manger les aliments les plus substantiels conte-
nus dans le plus petit volume : laitages, potages, œufs,
viandes crues, viandes hachées, purées, riz, confitures
de coings ; pas de légumes verts.

Prendre une infusion de thé comme boisson. En
dehors des repas, boire de la limonade lactique.

Éviter le froid, se vêtir chaudement et porter une
ceinture de flanelle.

2° Prendre toutes les trois heures une des pilules
suivantes :

℞ Extrait de quinquina. . .   0 gr. 10
   Tannin. . . . .   0 — 05
   Poudre d'opium brut. . .   0 — 01
Pour une pilule. N° 50.

3° Au moment de chaque repas, prendre un cachet
contenant :

℞ Borate de bismuth. . .   0 gr. 50
   Benzonaphtol . . . . .   0 — 25

4° Tous les huit jours, pratiquer un grand lavage de
l'intestin avec deux litres d'une solution tiède de :

℞ Tannin .   . . .   5 grammes.
   Eau. . . . . . . 2 litres.

5º Tous les ans, faire une saison, soit à Châtel-Guyon, à Miers, Carlsbad ou Pougues.

ENTÉRITE TUBERCULEUSE

1º Viande crue, poudre de viande, œufs, purées, laitages. Képhir.

2º Au moment de chaque repas, prendre un cachet contenant :

℞ Glycéro-phosphate de chaux.. 0 gr. 25
Tannin. . . . . : 0 — 20
Nº 20

3º Au moment des coliques, prendre, dans de l'eau sucrée, vingt gouttes de :

Élixir parégorique. . . 20 grammes.

4º Administrer, tous les quatre jours, un lavement avec :

℞ Nitrate d'argent . . . . 0 gr. 50
Eau.. . . . . 200 —

5º Tenir appliqué sur le ventre des cataplasmes sur lesquels on étendra *vingt-gouttes de laudanum*.

TYPHLITE

I. **Typhlite stercorale aiguë.**

1º Prendre, dans une tasse de café noir ou dans du jus d'orange, le purgatif suivant :

Huile de ricin. . . . . . 30 gr.

2º Prendre deux cachets par jour de :

℞ Benzonaphtol. . . . . . . 0 gr. 25
Poudre de charbon. . . . 0 — 30

3° Appliquer, au niveau de la fosse iliaque droite, de l'*onguent napolitain* et recouvrir d'un cataplasme, très chaud, de farine de lin.

℞ Onguent mercuriel. . . . 30 gr.
Extrait de belladone . . 4 —
Extrait thébaïque . . . . 1 —

4° Diète lactée. Tisane d'orge.

II. Coliques cæcales en dehors des poussées aiguës.

1° Manger peu et des aliments laissant peu de résidus : laitages, œufs, viandes ; peu de légumes verts et farineux. Fruits cuits.

2° A chaque repas prendre un des cachets suivants :

℞ Benzonaphtol. . . . . . . 0 gr. 15
Magnésie calcinée . . . . 0 — 20
Poudre de charbon. . . . 0 — 25

3° Le soir, en se couchant, prendre une pilule contenant :

℞ Podophyllin. . . . . . ⎰ ââ 0 gr. 01
Extrait de belladone. . ⎱
Cascara. . . . . 0 — 02
Miel . . . . q. s.
Pour une pilule. N° 30.

4° Placer au niveau du cæcum un *emplâtre de Vigo*.

5° Tous les ans, faire une saison à Châtel-Guyon ou à Miers.

III. Appendicite et pérityphlite.

Intervention chirurgicale.

CONSTIPATION

I. Traitement hygiénique.

1° Se présenter à la garde-robe tous les jours à heure fixe, même si on n'éprouve aucun besoin. Ne jamais résister à un besoin lorsqu'il se fait sentir.

Pratiquer, lorsqu'on est à la garde-robe, des frictions avec la main, sur le trajet du gros intestin, de la fosse iliaque droite à la fosse iliaque gauche.

2° Faire entrer dans l'alimentation des substances qui laissent beaucoup de résidus, user largement des végétaux, choux, raves, carottes, épinards, oseille, salades ; pain de son ou de seigle ; fruits, raisins, poires, prunes, figues. Pas d'épices, ni de condiments excitants.

Boire beaucoup aux repas, du vin très étendu d'eau. Café au lait au repas du matin.

Faire une promenade après le repas ; ne pas rester assis trop longtemps. Gymnastique.

Électrisation de l'abdomen par des courants continus.

3° Prendre chaque jour un grand lavement d'un litre d'eau à 20° ; ou bien un demi-lavement avec deux cuillerées de glycérine.

4° Le soir, en se couchant, placer un suppositoire ou un *ovule à la glycérine solidifiée*, ou bien un suppositoire composé avec du *gros miel* solidifié.

II. Traitement médicamenteux.

a) *Constipation accidentelle.*

1° Administrer un des purgatifs suivants, le matin à jeun :

℞	Sulfate de soude	}	
	Sulfate de magnésie . . .	}	ââ 20 gr.
	Eau		250 —

ou bien :

℞ Phosphate de soude. . . .   40 gr.
    Sirop de groseilles. . . . .   50 —
    Eau. . . . .   200 —

ou bien :

℞ Citrate de magnésie. . . .   40 gr.
    F. s. a. une limonade.

ou bien :

Les eaux minérales purgatives suivantes :

Eau de Rubinat. . . . .   un verre à bordeaux.
  — de Miers. . . . . .   deux verres.
  — de Montmirail . . .   trois   —
  — de Pullna. . . . . .   deux   —
  — de Birmenstorff . .   deux   —
  — d'Hunyadi Janos. .   un verre.
  — de Carabaña. . . .   un   —
  — de Sedlitz. . . . .   un   —

ou bien :

Huile de ricin . . . .   20 gr.

A prendre dans du café noir ou du jus d'orange.
Boire ensuite du thé ou du bouillon aux herbes.

ou bien :

℞ Eau-de-vie allemande. . .   15 gr.
    Sirop de nerprun. . . . .   20 —

b) *Constipation habituelle.*

1° Prendre au moment du repas une pincée de *ma-gnésie anglaise.*

ou bien :

Prendre chaque jour un verre d'eau e Châtel-Guyon, d'Aulus ou de Miers.

ou bien :

Prendre le soir en se couchant une des pilules suivantes :

℞ Podophyllin . . . . 0 gr. 02
    Cascara. . . . . 0 — 01
    Extrait de belladone. . . . 0 — 01
    Miel . . . . Q. s.
F. s. a : une pilule. Nº 30.

ou bien :

℞ Alès . . . . 0 gr. 04
    Extrait de rhubarbe. . . . . 0 — 03
    Extrait de noix vomique. . . 0 — 02
    Extrait de jusquiame. . . . . 0 — 01
Pour une pilule. Nº 30.

III. Constipation chez les enfants.

a) *Pendant l'allaitement.*

1º Donner le matin à jeun une cuillerée à café de *sirop de chicorée.*

2º Donner à l'aide d'une poire en caoutchouc un lavement avec :

℞ Décoction de racine de guimauve. . . 60 gr.
    Miel de mercuriale. . . . . 10 —

b) *Après le sevrage.*

1º Donner tous les matins, dans un peu de lait sucré, une pincée de *magnésie calcinée* ou de la *manne.*

2º Si ce laxatif ne suffit pas, donner de temps en temps la poudre suivante :

♃ Calomel . . . . 0 gr. 05
Poudre de sucre . . . . . . 0 — 10

Pour un paquet. N° 10.

Un paquet par année d'âge et ne pas donner ensuite des substances salées ou acides.

c) *Seconde enfance.*

1° Faire prendre le purgatif suivant :

♃ Huile de ricin . . . . 5 gr.
Sirop d'orgeat . . . . 10 —
Eau de menthe . . . . 5 —

2° Prendre le soir une *pastille de tamar indien.*

3° Chaque jour, prendre au moment du principal repas, cinq gouttes de la mixture suivante :

♃ Teinture de noix vomique.   5 gr.
Teinture de rhubarbe . ⎫
Teinture de colombo. . ⎬ ââ 10 —
Essence d'anis . . . . . . ⎭ V gouttes.

OCCLUSION INTESTINALE

I. Occlusion intestinale lente.

1° Prendre toutes les heures une cuillerée à café d'*huile de ricin.*

2° Pratiquer des *lavements à l'eau de Seltz*, introduire dans le rectum, aussi haut que possible, une sonde rectale ou œsophagienne ; adapter un siphon à l'embouchure extérieure et faire pénétrer le contenu de un à trois siphons.

3° Après l'évacuation, s'il y a atonie intestinale, donner matin et soir, dans un peu d'eau sucrée, dix gouttes de la mixture suivante :

℞ Teinture de noix vomique. . .⎫
— de rhubarbe . . . . ⎬ ââ 5 gr.
— de badiane . . . . . ⎭

4° Pratiquer chaque jour des massages méthodiques de l'intestin.

II. Occlusion intestinale aiguë.

1° Prendre toutes les trois heures une pilule de :

℞ Extrait thébaïque. . . . . 0 gr. 05
— de belladone . . . 0 — 01
F. s. a. une pilule. N° 20.

2° Pratiquer matin et soir un lavage de l'estomac avec de l'eau naphtolée.

℞ Naphtol β . . . . 1 gramme.
Alcool . . . . Q. s.
Eau . . . . Un litre.

3° Pratiquer un *lavement électrique* à l'aide de courants continus.

Introduire dans le rectum, lentement et profondément, une sonde rectale en gomme munie d'un mandrin métallique tubulaire dont l'extrémité n'arrive pas au niveau de l'œil de la sonde, l'autre extrémité se trouvant en communication avec le pôle négatif de l'appareil galvanique. L'électrode positif constitué par une large plaque recouverte de peau de chamois mouillée est appliqué sur l'abdomen.

Faire passer dans le rectum, par la sonde, un lavement d'un demi-litre d'eau salée.

Faire ensuite passer, pendant cinq ou six minutes, un courant faible de 5 milliampères, augmenter progressivement jusqu'à 30 milliampères.

Si le lavement est rendu sans ramener de matières, ou bien si quelques matières puriformes sont seules évacuées, recommencer, six heures après, l'application d'un nouveau lavement électrique.

4° Si ces moyens ne donnent pas de résultat, intervention chirurgicale.

VERS INTESTINAUX

A. Tænias.

a) *Chez l'adulte.*

1° N'intervenir que lorsque le malade rend des fragments de ver.

Diète la veille.

2° Le matin, administrer un lavement simple pour débarrasser le tube digestif.

Puis prendre, en quatre fois, les vingt capsules suivantes, cinq capsules toutes les cinq minutes :

> ℞ Extrait éthéré de bourgeons frais
> de fougère mâle. . . . . 0 gr. 50
> Calomel. . . . . 0 — 05
> F. s. a. une capsule. N° 20.

3° Deux heures après la prise de ces capsules, prendre le purgatif :

> Huile de ricin. . . . . 30 gr.

4° Aller à la selle dans un seau plein d'eau tiède ; ne pas tirer sur le ver.

Examiner le ver après son expulsion; si la tête n'est pas rendue, une nouvelle intervention sera nécessaire *trois mois* plus tard.

A la seconde intervention :

1° Prendre le matin à jeun, en deux fois à un quart d'heure d'intervalle :

℞ Écorce de racine fraîche de grenadier. 60 gr.

Faire macérer pendant vingt-quatre heures dans 300 grammes d'eau et aromatiser avec cinq gouttes d'essence de citron.

2° Lorsque les coliques se font sentir, prendre :

℞ Eau-de-vie allemande . . . 15 gr.
Sirop de nerprun . . . . . 30 —

b) *Chez l'enfant.*

1° La veille, diète lactée.

2° Le matin, à jeun, faire prendre à l'enfant :

℞ Semences de courges mondées. . 60 gr.
Looch blanc. . . . . 60 —

3° Une heure après, faire prendre une cuillerée d'huile de ricin.

Si cette médication ne réussit pas, intervenir de la façon suivante :

℞ Écorce de racines de grenadier . 50 gr.

Faire macérer vingt-quatre heures dans 100 grammes d'eau, passer et ajouter :

Extrait éthéré de fougère mâle . 3 gr.
Teinture de vanille . . . . 2 —
Gomme arabique . . . . 2 —
Sirop de menthe . . . . 25 —
A prendre en une fois.

4° Pour prévenir la reproduction du tænia et tuer les œufs, faire usage du *sulfate* ou du *phosphate de stronlium*, aux doses de 2 à 4 grammes par jour, en cachet, avant le repas.

B. Lombrics.

Prendre, le matin à jeun, pendant trois jours consécutifs, deux des paquets suivants, dans un peu de miel ou de confiture :

$$\begin{array}{ll} \text{Semen-contra} \dots \dots & \text{1 gr.} \\ \text{Calomel} \dots \dots \dots & \text{0 — 10} \end{array}$$

ou bien :

$$\begin{array}{ll} \text{Santonine} \dots \dots \dots & \text{0 gr. 10} \\ \text{Calomel} \dots \dots \dots & \text{0 — 10} \\ \text{Poudre de sucre} \dots & \text{0 — 20} \end{array}$$

Pour un paquet. N° 10.

Un paquet chaque jour pendant trois jours consécutifs.

C. Oxyures.

1° Donner, pendant trois jours consécutifs, quatre pastilles contenant :

$$\text{Santonine} \dots \dots \dots \quad \text{0 gr. 02}$$

2° En même temps, donner chaque jour un lavement dans lequel on aura fait infuser :

$$\text{Feuilles d'absinthe} \dots \dots \quad \text{10 gr.}$$

3° Laver soigneusement chaque jour les parties ano-génitales, surtout chez les petites filles.

4° Un bain salé toutes les semaines.

HÉMORRHOIDES

A. Hémorrhoïdes flasques.

1° Régime alimentaire frugal, pas de mets épicés, de gibier, de liqueurs. Éviter la constipation.

Vie active au grand air ; exercices modérés ; pas d'équitation ni de bicyclette. Éviter les excès sexuels.

Chaque matin, faire des lavages à l'eau froide de la région anale ; lotions sur tout le corps à l'eau alcoolisée, suivies d'une friction sèche.

2° Pendant quinze jours par mois, prendre aux deux principaux repas deux pilules contenant :

℞ Extrait sec d'hamamelis. 0 gr. 05
   —   de capsicum. . . 0 — 20
   Miel . . . . Q. s.
F. s. a. une pilule. N° 50.

3° Aux repas, couper la boisson avec de l'eau de Miers.

B. Hémorrhoïdes fluentes.

a) *Externes.*

1° Repos dans la position horizontale ; laver fréquemment la région avec de l'eau boriquée froide ; bains de siège.

2° Si la douleur est intense, faire des onctions sur les tumeurs avec la pommade suivante :

℞ Onguent populeum . . . . . . 30 gr.
   Extrait de ratanhia. . . . , . . 1 —
   Extrait de belladone . . . . . 0 — 50
   Chlorhydrate de cocaïne . . . 0 — 20

3° Administrer chaque jour un lavement dans lequel on ajoutera deux cuillerées de *miel*.

4° Si l'hémmorrhagie est trop forte, tamponner avec de l'ouate hydrophile imbibée de la solution suivante:

℞ Perchlorure de fer. . . . . . . 1 gr.
    Glycérine. . . . . 50 —
    Eau . . . . 250 —

b) *Internes.*

1° Réduire les hémorrhoïdes procidentes à l'aide d'une éponge trempée dans l'eau froide.

2° Le soir, placer un suppositoire contenant :

℞ Beurre de cacao. . . . . 4 gr.
    Extrait de ratanhia. . . . . . 1 —
    Extrait thébaïque . . . . . . 0 — 05
    Extrait de belladone . . . . . 0 — 01
F. s. a. un suppositoire. N° 5.

3° Si les hémorroïdes deviennent une gêne trop grande, intervenir chirurgicalement, soit par la *dilatation forcée*, soit par l'*extirpation*.

MALADIES DU FOIE

CONGESTION HÉPATIQUE

I. Congestion d'origine gastro-intestinale.

1° Administrer pendant deux jours consécutifs trois des paquets suivants, à prendre le matin, à une demi-heure d'intervalle, dans un peu de lait :

> ℞ Poudre de calomel. 0 gr. 30
> Poudre de sucre . . 0 — 20
> Pour un paquet. N° 6.

2° Régime lacté absolu ; boire une tasse de lait toutes les deux heures, coupée par moitié avec de l'eau de Vichy (Grande-Grille).

3° En dehors des accès, manger peu et s'abstenir de toute alimentation excitante, pas de gibier, ni de viandes faisandées, pas de crustacés, ni de mollusques, peu d'épices, pas d'alcool.

Faire chaque année une cure à Vichy, à Miers ou à Carlsbad.

4° Chaque jour prendre, pendant huit jours consécutifs, au moment des repas, un des cachets suivants :

> ℞ Salol. . . . .⎫
> Benzonaphtol . . . . ⎬ āā 0 gr. 30
> Salicylate de soude . ⎭

II. Congestion d'origine cardiaque.

1° Régime lacté absolu.

2° Prendre, pendant quatre jours consécutifs, cinq des pilules suivantes :

℞   Poudre de scille . . . . . .
— de scammonée . . .
— de digitale . . . . .
— de calomel . . . . .
⎫
⎬ ââ 0 gr. 05
⎭

Pour une pilule. N° 20.

3° Faire toutes les deux heures des frictions légères au niveau de la région hépatique avec le liniment suivant :

℞   Huile de jusquiame. . . . . 80 gr.
Laudanum de Sydenham. . 10 —
Chloroforme. . . . . 5 —

INFECTIONS BILIAIRES

A. Ictères infectieux bénins.

1° Régime lacté absolu. Toutes les deux heures boire une tasse de lait écrémé que l'on coupera par moitié avec de l'eau de Vichy (source de l'Hôpital).

2° Prendre le matin, pendant trois jours consécutifs, trois des paquets suivants, à une demi-heure d'intervalle :

Poudre de calomel. . . 0 gr. 15
Pour un paquet. N° 10.

3° Dans l'après-midi, prendre toutes les heures une cuillerée à soupe de la potion suivante :

℞   Salicylate de soude . . . 2 gr.
Benzonaphtol. . . . . 1 —
Julep . . . . 120 —

4° Prendre chaque jour, pendant toute la durée de l'ictère, un grand bain tiède.

B. **Ictères graves,**

1° Administrer matin et soir un grand lavement froid (15°) d'une contenance d'un litre ; le conserver pendant une durée de 5 à 10 minutes.

2° Toutes les deux heures, donner pendant la journée un cachet contenant :

℞ Salicylate de quinine . . . 0 gr. 20
   Benzonaphtol. . . . . . . 0 — 15
Pour un cachet. N° 20.

3° Pratiquer matin et soir une injection hypodermique d'un centimètre cube avec la solution :

℞ Caféine . . . . 1 gr.
   Benzoate de soude. . . 3 —
   Eau distillée. . . . . . 10 —

4° Chaque jour, faire des injections hypodermiques de dix centimètres cubes avec :

℞ Chlorure de sodium. . . . 2 gr.
   Phosphate ds soude. . . . 4 —
   Sulfate de soude . . . . . 8 —
   Eau bouillie. . . . . 100 —

CIRRHOSES

A. **Période de début.**

1° Régime lacté mixte. Lait, œufs, viandes blanches grillées. Éviter les aliments gras et sucrés. Pas d'alcool, ni thé, ni café.

2° Pendant trois jours par semaine, prendre tous les matins un paquet contenant :

   Calomel. . . . . 0 gr. 10

3° Les quatre autres jours, prendre une cuillerée à soupe de la solution suivante :

℞ Iodure de strontium. . .   10 gr.
Eau distillée . . . . . .   250 —

4° Faire tous les jours des onctions au niveau du foie avec le liniment suivant :

℞ Baume de Fioravanti. . . .   200 gr.

B. Période ascitique.

1° Régime lacté absolu : une tasse de lait toutes les deux heures ; couper avec de l'eau de Vichy si l'estomac ne supportait pas ce traitement.

2° Boire chaque jour deux grands verres de la tisane suivante :

℞ Nitrate de potasse . . . .)
Acétate de potasse. . . . .) ââ 5 gr.
Sirop des cinq racines. . . . . . .   100 —
Décoction de baies de genièvre. .   900 —

3° Tous les huit jours, prendre le purgatif suivant, dans un pain azyme :

℞ Gomme-gutte. . . . . (
Calomel . . . . (ââ 0 gr. 10
Poudre de jalap . . . .   0 — 30

4° Lorsque l'épanchement ascitique s'accentue, ponctionner à l'aide d'un appareil à aspiration ; laver soigneusement et antiseptiquement la région abdominale, flamber le trocart et ponctionner vers le milieu d'une ligne qui irait de l'épine iliaque antérieure et supérieure à l'ombilic ; éviter les veines superficielles ; laisser écouler lentement le liquide et surveiller le cœur du malade ; s'il y a tendance à la syncope, arrêter l'évacuation ; fermer l'ouverture avec de la ouate et du collodion salolé.

Répéter les ponctions lorsque le liquide se reproduit.

LITHIASE BILIAIRE

A. Colique hépatique franche.

1° Pratiquer une injection sous-cutanée de morphine avec la solution suivante :

℞ Chlorhydrate de morphine. . . .   0 gr. 10
Sulfate d'atropine . . . .   0 — 01
Eau distillée de laurier-cerise . .   20 —

Renouveler les piqûres toutes les demi-heures jusqu'à cessation complète de la douleur.

2° Toutes les demi-heures donner un verre à bordeaux d'huile d'olives pure, additionnée de jus de citron.

3° Frictionner la région hépatique avec une flanelle imbibée du liniment suivant :

℞ Huile de jusquiame . . . . .   80 gr.
Chloroforme. . . . . }
Laudanum de Sydenham . . } ââ 10 —

4° Faire sucer de la glace et boire par gorgées du champagne.

B. Colique hépatique fruste et prolongée.

1° Prendre tous les matins deux des paquets suivants dans un verre d'eau de Vichy (Grande Grille).

Salicylate de soude. . . . .   1 gr.

Pour un paquet. N° 10.

2° Le soir, en se couchant, prendre une pilule contenant :

> ℞ Evonymin . . . . 0 gr. 03
> Podophyllin . . . . 0 — 02
> Extrait de jusquiame. . 0 — 01
> Conserves de roses. . . q. s.
> F. s. a. une pilule. N° 10.

3° Chaque jour, prendre un grand bain d'une durée
d'une heure.

C. En dehors des accès.

1° Vie au grand air, exercices physiques, marches,
chasse, escrime. Pas de travail intellectuel forcé, ni de
préoccupations morales.

Éviter les aliments acides, surtout l'oseille et les tomates; peu de sucre et de féculents; pas de graisses;
peu d'œufs.

Boire, aux repas, du vin coupé avec de l'eau d'Évian.
Éviter les boissons gazeuses, l'alcool et les liqueurs.

Tous les matins faire des lotions sur le corps avec de
l'eau froide légèrement alcoolisée et frictionner ensuite
au gant de crin.

2° Maintenir la laxité du ventre et prendre, pendant
dix jours consécutifs par mois, au repas, un verre à
bordeaux d'eau de Miers.

3° Tous les ans, faire une saison à Vichy, à Miers ou
à Carlsbad.

MALADIES DU PÉRITOINE

PÉRITONITES AIGUËS

A. Péritonite simple.

1º Appliquer quàtre ventouses scarifiées au niveau de la région la plus douloureuse.

2º Faire, plusieurs fois dans la journée, des frictions légères avec le liniment suivant :

℞ Huile de jusquiame . . . . .   80 gr.
   Laudanum de Sydenham. . } ââ 10 —
   Chloroforme. . . . . |

3º Maintenir sur le ventre une vessie de glace légèrement suspendue et séparée de la paroi abdominale par une flanelle mouillée.

4º Toutes les deux heures, prendre un cachet contenant :

℞ Benzonaphtol. . . . . . . 0 gr. 15
   Poudre d'opium brut. . .   0 — 01

5º Diète lactée. Boissons glacées. Champagne.

B. Péritonite par perforation.

1º Diète absolue. Sucer de petits morceaux de glace.

2º Prendre toutes les heures une pilule de :

Extrait d'opium . . . . . 0 gr. 02
Pour une pilule. Nº 20.

3° Intervenir chirurgicalement par la laparotomie ; rechercher la perforation, faire la suture intestinale, laver la cavité abdominale avec de l'eau bouillie et drainer.

PÉRITONITE TUBERCULEUSE

A. Forme aiguë.

1° Faire des onctions sur l'abdomen, matin et soir, avec la pommade suivante :

℞ Axonge benzoïnée . . . .   40 gr.
   Laudanum de Sydenham.   4 —
   Chloroforme. . . . . . . 3 —
   Extrait de belladone. . . 2 —
   Extrait de ciguë . . . . . 1 —

2° Maintenir sur le ventre une vessie de glace.

3° Tous les deux jours, faire dans le flanc une injection hypodermique de deux centimètres cubes avec :

℞ Gaïacol. . . . .   5 gr.
   Eucalyptol . . . .   10 —
   Huile d'olives stérilisée. 100 c. c.

4° Régime lacté. Boire toutes les deux heures une tasse de lait.

B. Forme chronique.

1° Alimenter le malade avec du lait, des crèmes, des purées de viande.
Donner deux cuillerées à soupe par jour de *sirop iodo-tannique phosphaté*.

2° Deux fois par semaine, faire dans le flanc une injection hypodermique de deux centimètres cubes avec :

℞ Gaïacol. . . . .   5 gr.
   Eucalyptol . . . .   10 —
   Huile d'olives stérilisée. . 100 c. c.

3° Tous les deux jours, faire également une injection hypodermique de *cinq* centimètres cubes avec du *sérum de sang de chien ou d'âne immunisé.*

4° Si l'ascite est trop considérable et détermine de la dyspnée, pratiquer une ponction à l'aide de l'appareil Dieulafoy.

5° Si une amélioration ne survient pas, et s'il n'y a pas généralisation de la tuberculose dans les poumons, pratiquer la *laparotomie* et faire un lavage avec de l'eau bouillie.

MALADIES DES REINS

NÉPHRITES

A. Néphrites aiguës.

1° Repos absolu au lit. Enveloppez les jambes dans de la ouate recouverte de taffetas gommé.

Diète lactée exclusive. Une tasse de lait toutes les deux heures coupée avec de l'eau de Vichy.

Boissons chaudes. Tisane de baies de genièvre. Provoquer la sudation.

2° Appliquer trois ventouses scarifiées au niveau de la région lombaire.

3° Prendre trois cachets par jour de :

℞ Sulfate de quinine. . . 0 gr. 10
Benzonaphtol. . . . . . 0 — 30
Pour un cachet. N° 20.

B. Mal de Bright.

Albuminurie légère. Artério-sclérose.

1° *Hygiène alimentaire.* — Lait coupé avec de l'eau de Vichy ou de Vals, comme boisson exclusive aux repas.

Ne manger que des viandes blanches bien cuites (veau, volaille, cervelle, riz de veau, porc frais). Œufs cuits. Légumes secs en purée (haricots, lentilles, pommes de terre); légumes verts cuits (haricots verts, choux-fleurs, salades); féculents; pâtes alimentaires; fruits cuits ; raisin.

S'abstenir de viandes noires, de gibier et de charcuterie ; pas d'épinards, d'oseille, d'asperges, ni de tomates. Pas de fromages faits. Pas d'alcool.

2° *Hygiène générale.* — Vie au grand air dans un climat chaud (Midi). Exercice modéré ; pas de fatigue physique, intellectuelle et sexuelle.

Éviter toute cause de refroidissement ; être toujours chaudement vêtu ; porter de la flanelle.

Tous les jours faire des *frictions sèches* sur tout le corps avec un linge rude ; bains tièdes de courte durée deux fois par semaine.

3° *Traitement médicamenteux.* — Pendant quinze jours par mois, prendre au moment du repas une cuillerée à soupe de la solution suivante :

$\not\!\!Z$ Iodure de strontium. .   10 gr.
   Glycérine . . . .   50 —
   Eau distillée. . . . . .   100 —

Les quinze autres jours du mois, prendre deux pilules de :

$\not\!\!Z$ Poudre de quinquina . .   0 gr. 20
   Tannin . . . .   0 — 15
   Extrait de scille. . . . .   0 — 10
Pour une pilule. N° 50.

C. **Mal de Bright avec œdème et albuminurie abondante.**

1° Régime lacté exclusif. Lait bouilli.

Tenir les jambes enveloppées dans de la ouate recouverte de toile cirée.

2° Pendant quatre jours consécutifs prendre cinq des pilules suivantes :

℞ Poudre de scille . . . . ⎱
   —   de scammonée . ⎰ ââ 0 gr. 05
   —   de digitale . . .

Pour une pilule. N° 20.

3° Chaque jour, prendre quatre cuillerées à soupe, dans du lait, de la solution suivante :

℞ Lactate de strontium. . . .   40 gr.
   Eau. . . . .   300 —

URÉMIE

I. Urémie éclamptique.

1° Pratiquer immédiatement une *saignée* de 300 à 500 grammes et renouveler cette intervention le lendemain s'il est nécessaire.

2° Faire respirer des vapeurs de *chloroforme* jusqu'à ce que les convulsions soient arrêtées.

3° Administrer le lavement suivant :

℞ Musc.. . . . .   0 gr. 50
   Hydrate de chloral . .   3 —
   Jaune d'œuf. . . . . .   N° 1
   Eau distillée . . . . .   150 gr.

4° Toutes les heures prendre une cuillerée à soupe de la potion suivante :

℞ Bromure de strontium. . . .   4 gr.
   Sirop d'écorces d'oranges . .   50 —
   Eau distillée . . . .   100 —

5° Tenir les jambes et les cuisses enveloppées dans de la ouate recouverte de taffetas gommé.

Régime lacté absolu.

II. Urémie dyspnéique.

1° Appliquer quarante *ventouses sèches* à la base du thorax ou quatre *ventouses scarifiées* au niveau de la région lombaire.

2° Toutes les demi-heures, faire des inhalations *d'oxygène* ; en respirer dix litres environ dans les vingt-quatre heures.

3° Toutes les heures, prendre une cuillerée à soupe de la potion suivante :

℞ Valérianate d'ammoniaque . 2 gr.
   Sirop d'éther. . . . . 60 —
   Eau de fleurs d'orangers. . . 60 —

4° Matin et soir pratiquer une injection hypodermique d'un centimètre cube avec :

Éther sulfurique. . . . . . 60 gr.

5° Tenir les jambes et les cuisses enveloppées dans de la ouate recouverte de taffetas gommé.

Faire sur le corps des frictions sèches au gant de crin.

Régime lacté absolu.

III. Urémie gastro-intestinale.

1° Aministrer chaque jour un lavement purgatif avec :

Sulfate de soude. . . . } ââ 25 gr.
Follicules de séné . . . }

Faire infuser une demi-heure dans :

Eau. . . . . 250 gr.

2° Boire abondamment du lait coupé par moitié avec de l'eau de Vals, et boire chaque jour la limonade suivante :

℞ Acide lactique . . .   5 gr.
Sirop de sucre. . .   50 —
Eau . . . . 500 —

3° Matin et soir, pratiquer une injection hypodermique de cinq centimètres cubes avec le sérum artificiel suivant :

℞ Chlorure de sodium . . .   2 gr.
Phosphate de soude. . .   4 —
Sulfate de soude. . . . .   8 —
Eau bouillie. . . . . . . 100 —

LITHIASE URINAIRE

I. Coliques néphrétiques.

1° Placer le malade dans un grand bain tiède et le laisser dans l'eau pendant une heure.

2° Faire une injection hypodermique d'un centimètre cube avec la solution suivante et renouveler l'injection par demi-centimètres cubes toutes les heures jusqu'à ce que la douleur soit calmée.

℞ Chlorhydrate de morphine.   0 gr. 10
Eau bouillie. . . . . 10 gr.

3° Prendre deux fois par jour une pilule contenant :

Poudre d'opium brut. . . } ââ 0,01 cgr.
Poudre de belladone. . . }
N° 20.

4° Régime lacté. Une tasse toutes les deux heures. Boire également de la tisane de *stigmates de maïs*.

II. En dehors des crises.

1° S'abstenir de viandes noires et fumées, de gibier, d'oseille, d'asperges, de haricots verts, de tomates et d'épinards.

Pas de boissons alcooliques ni gazeuses, pas de bière, ni champagne, ni eau de Seltz, ni thé, ni café.

Manger des viandes blanches bien cuites, des œufs, des poissons légers, des légumes verts bien cuits, des farineux, des fruits bien mûrs ou cuits.

Boire du vin blanc coupé par moitié avec de l'eau d'Évian.

Faire chaque jour des exercices modérés, au grand air. Éviter les excès.

Tous les matins, faire des frictions sèches sur le corps avec le gant de flanelle.

Un bain simple tous les trois jours.

2° Une heure avant le repas, prendre, dans un grand verre d'eau de Royat, une cuillerée à café de :

℞ Benzoate de lithine effervescent.

3° Tous les trois mois, prendre pendant quinze jours consécutifs une bouteille chaque jour d'eau de Vittel (Grande Source), un verre toutes les demi-heures, entre les deux déjeuners.

4° Tous les ans faire une saison à Vittel, Contrexéville ou Évian.

MALADIES INFECTIEUSES

VARIOLE (1)

I. Variole bénigne.

A. *Période d'invasion.*

1° Séjourner au lit, dans une chambre grande et bien aérée, à une température de 17 à 18°.

Diète lactée.

Boissons adoucissantes ; limonade au citron, orangeade ; sirop de framboises et eau de Seltz.

2° Frictionner le dos avec le liniment suivant :

℞ Chloroforme. . . . . . ⎫
Laudanum. . . . . . . ⎬ ââ 10 gr.
Huile de jusquiame. . . ⎭ 100 —

3° Prendre toutes les heures une cuillerée à soupe de la potion suivante :

℞ Acétate d'ammoniaque. . 10 gr.
Sirop de capillaire . . . . 60 —
Eau de menthe . . . . . 60 —

4° S'il y a constipation, prendre une limonade purgative avec :

Citrate de magnésie . . . . 50 gr.

B. *Période d'éruption.*

1° Tous les deux jours, prendre un grand bain tiède d'une durée de vingt minutes, dans lequel on ajoutera par bain :

(1) Maladie à déclarer.

℞ Menthol . . . . 10 gr.
Alcool à 90° . . . . . 100 —

2° Faire matin et soir une injection hypodermique d'un centimètre cube d'*éther sulfurique*.

3° Prendre chaque jour la potion suivante, par cuillerées à soupe toutes les deux heures :

℞ Poudre de Dower. . . . . . 0 gr. 60
Extrait de quinquina. . . 4 —
Potion de Todd. . . . . . 120 —

4° Recouvrir les vésicules de la face avec la pommade suivante :

℞ Résorcine . . . . 4 gr.
Glycérine . . . . 30 —

C. *Période de suppuration.*

1° Continuer les bains antiseptiques que l'on prendra chaque jour, d'une durée de trois quarts d'heure.

2° Prendre matin et soir un cachet contenant :

Benzonaphtol . . . . 0 gr. 25
N° 20.

II. **Variole maligne.**

1° Chaque jour plonger le malade dans un bain froid de 18 à 20°; le laisser un quart d'heure dans le bain et ajouter :

℞ Sublimé. . . . . 10 gr.
Alcool à 90°. . . . . . . 50 —
Eau. . . . . 100 —

Pour mettre dans l'eau du bain, dans une baignoire émaillée.

2° Faire trois injections hypodermiques par jour, d'un centimètre cube chacune, avec de l'*éther sulfurique*.

3° Toutes les trois heures, pendant la journée, donner une pilule de :

> Extrait thébaïque . . . . . 0 gr. 05
> Pour une pilule. N° 20.

4° Trois fois dans la journée, prendre dans de l'eau sucrée *quinze gouttes* chaque fois de :

> Perchlorure de fer. . . . . . 10 gr.

5° Si le cœur faiblit, pratiquer toutes les heures une injection sous-cutanée d'un centimètre cube avec :

> ℞ Sulfate de spartéine . . . 0 gr. 50
> Caféine . . . . 2 —
> Benzoate de soude. . . . 4 —
> Eau bouillie. . . . . . . 10 —

SCARLATINE (1)

I. Scarlatine régulière.

1° Placer le malade dans une chambre vaste et bien aérée, à une température modérée.
Ne donner que du *lait* pour toute alimentation.
Boissons acidulées : limonade, citronade, orangeade.

2° Un bain tiède chaque jour, d'une durée d'un quart d'heure. Envelopper aussitôt après le malade dans une couverture de laine.

3° Se rincer la bouche trois fois par jour avec la solution suivante :

(1) Maladie à déclarer.

℞ Thymol. . . . . 0 gr. 25
  Acide phénique. . . . . 1 —
  Teinture d'eucalyptus. . 10 —
  Eau. . . . . 1000 —
  Alcool à 90°. . . . . . . q. s.

4° Badigeonner la gorge toutes les trois heures avec le collutoire suivant :

℞ Résorcine . . . . 1 gr.
  Glycérine . . . . 20 —
  Eau de roses . . . . . . 80 —

5° Si la fièvre est trop vive, prendre matin et soir un cachet contenant :

℞ Antipyrine. . . . . 0 gr. 50
  Sulfate de quinine . . . . 0 — 25
Pour un cachet. N° 5.

II. Scarlatine maligne.

1° Plonger le malade dans un *bain froid* de 18 à 25° durant dix minutes ; renouveler les bains trois fois dans la journée ; ne s'abstenir que s'il y a faiblesse cardiaque et menace de collapsus.

2° Donner toutes les heures une cuillerée à soupe de la potion suivante :

℞ Caféine . . . . 1 gr.
  Salicylate de soude . . . 3 —
  Rhum. . . . . 40 —
  Sirop simple. . . . . . . 30 —
  Eau distillée. . . . . . . 50 —

3° Pratiquer l'*antisepsie de la bouche* et les badigeonnages de la gorge avec les solutions précédemment prescrites.

4° Envelopper dans de la ouate les articulations tuméfiées et frictionner avec du *baume tranquille*.

III. Convalescence.

1° Maintenir le malade au lit huit jours au moins après la disparition de l'éruption; n'autoriser les aliments légers qu'à ce moment s'il n'existe point d'albuminurie. Maintenir rigoureusement le régime lacté si les urines sont albumineuses.

2° Un bain tiède tous les jours pour aider la desquamation, et enduire ensuite le corps avec de l'*huile phéniquée*.

3° Tous les jours, au moment du principal repas, une cuillerée de *vin iodo-tannique*.

IV. Prophylaxie.

Maintenir le malade dans un isolement rigoureux jusqu'à la fin de la desquamation, pendant au moins quarante jours. Se laver les mains chaque fois qu'on touche le malade ; se rincer la bouche fréquemment avec de l'eau boriquée.

Désinfection de tous les objets (linge, draps, couvertures, vêtements, literie, etc.) ayant été en contact avec le malade.

Plonger les linges souillés dans l'eau bouillante.

Nettoyer le parquet avec de la sciure de bois imprégnée de la solution suivante :

℞ Sulfate de cuivre. . . . 12 gr.
Eau. . . . . 1000 —

ROUGEOLE

I. Début.

1° Tenir l'enfant au lit dans une chambre bien aérée et à une température de 16 à 17°.

Boissons chaudes.

Lait.

Éloigner les autres enfants.

2° Donner toutes les deux heures une cuillerée à dessert de la potion suivante :

℞ Acétate d'ammoniaque . . .   3 gr.
    Alcoolat de cannelle . . . .   4 —
    Julep gommeux. . . . . . . 120 —

3° Si la fièvre est violente, donner le soir une cuillerée à soupe de :

℞ Chlorhydro-sulfate de quinine .   1 gr.
    Sirop de framboises. . . . . . 50 —
    Hydrolat de menthe . . . . . . 30 —

II. Période d'éruption.

1° Laver les yeux trois fois par jour avec de l'eau *boriquée* chaude.

Faire gargariser ou nettoyer la bouche de l'enfant avec un pinceau imbibé de la solution suivante :

℞ Thymol. . . . .   0 gr. 25
    Acide phénique. . . . .   1 —
    Teinture d'eucalyptus.   10 —
    Eau. . . . . 1000 —
    Alcool à 90°. . . . . . q. s.

2° Toutes les heures, donner une cuillerée à dessert de la potion suivante :

℞ Sirop de jusquiame . . .   10 gr.
  — de tolu . . . . . ⎫
  — de quinquina . . ⎭ ââ 30 —
Eau de laitue . . . . . .   50 —

3° Appliquer matin et soir, en arrière de la poitrine, un cataplasme sinapisé qu'on laissera cinq minutes en place.

4° Alimentation : lait ; après la chute de la fièvre, laitages, potages, œufs.
Boissons tièdes, limonade, orangeade, citronade.

III. Convalescence.

1° Un bain savonneux à la période de desquamation.
Ne laisser sortir l'enfant que quinze jours après le début de l'éruption.

2° Donner chaque jour à l'enfant une cuillerée de *Sirop iodo-tannique.*

3° S'il persiste de l'adénopathie trachéo-bronchique, faire une saison au Mont-Dore ou à La Bourboule.

GRIPPE

I. Grippe nerveuse.

1° Repos au lit ou à la chambre.
Alimentation : lait, bouillon, grogs.

2° Prendre trois fois par jour deux des pilules suivantes :

℞ Antipyrine . . . . 0 gr. 10
  Bromhydrate de quinine . . . 0 — 05
  Extrait de racines d'aconit. . 0 — 005
F. s. a. une pilule. N° 20.

3° S'il y a dépression nerveuse, toutes les trois heures, prendre une cuillerée à soupe de la potion suivante :

℞ Sulfate de strychnine . .   0 gr. 01
    Benzoate de soude. . . . . · 5 —
    Eau-de-vie vieille. . . . .   20 —
    Julep. . . . . 100 —

II. Grippe gastro-intestinale.

1° Prendre le purgatif suivant, un paquet toutes les demi-heures, dans un peu de lait :

      Calomel . . . .   0 gr. 20
   Pour un paquet. N° 5.

2° Les jours suivants, prendre quatre cachets par jour de :

℞ Salicylate de bismuth . . . 0 gr. 20
    Benzonaphtol . . . . 0 — 50
   Pour un cachet. N° 30.

3° Alimentation : lait, bouillon, thé au rhum, champagne.
Un verre toutes les heures de la limonade suivante :

℞ Acide lactique . . . . . . 10 gr.
    Sirop de sucre . . . . .   90 —
    Eau. . . . . 900 —

III. Grippe cardio-pulmonaire.

1° Prendre quatre cuillerées à soupe par jour de :

℞ Alcoolature de racines d'aconit. 1 gr.
    Benzoate de soude. . . . . . .   20 —
    Sirop de tolu . . . . ⎱ ââ 40 —
    Sirop diacode . . . . ⎰
    Eau de laitue . . . . 50 —

2° Faire plusieurs fois dans la journée des inhalations avec :

℞ Teinture d'eucalyptus. } ââ 20 gr.
   Teinture de benjoin. . }
   Eau. . . . .   500 —

3° S'il existe de l'asthénie cardiaque, faire, matin et soir, une injection hypodermique d'un centimètre cube avec :

℞ Caféine. . . . .   2 gr.
   Benzoate de soude. . .   3 —
   Eau bouillie. . . . . .   10 —

4° Surveiller attentivement les poumons et traiter énergiquement les complications : congestion pulmonaire, broncho-pneumonie, pneumonie.

IV. Convalescence.

1° Vie au grand air. Alimentation progressive, laitages, potages, œufs, viandes blanches, viandes noires.

2° Au début du principal repas, prendre, dans un peu d'eau sucrée, dix gouttes de :

℞ Liqueur de Fowler . . . . .   10 gr.
   Teinture de noix vomique . .   10 —
   —   de gentiane. . . . } ââ 5 —
   —   de badiane . . . . }

3° A la fin de chaque repas, prendre un verre à madère du vin composé suivant :

℞ Glycéro-phosphate de fer. . . .   5 gr.
   Vin de quinquina au malaga. { ââ 200 —
   Vin de kola . . . . {
   Sirop d'écorces d'oranges. . . :   100 —

FIÈVRE TYPHOIDE (1)

I. Fièvre typhoïde légère.

1° Tous les deux jours, faire prendre le purgatif suivant :

Citrate de magnésie. . . .   40 gr.

2° Chaque jour prendre trois cachets contenant :

Benzonaphtol . . . .   0 gr. 30

3° Toutes les trois heures, prendre un cachet de :

Chlorhydro-sulfate de quinine .   0 gr. 20
N° 20.

4° Faire matin et soir, sur le thorax et l'abdomen, des lotions tièdes avec de l'eau légèrement alcoolisée.

5° Alimentation : lait, une tasse toutes les deux heures. Limonade vineuse, citronade et orangeade. Boire abondamment.

Nettoyer les dents et rincer la bouche fréquemment avec de l'eau de Vichy et de l'eau boriquée.

II. Fièvre typhoïde grave.

1° Prendre la température rectale toutes les trois heures, et si le thermomètre marque plus de 39°, plonger le malade dans un bain froid à 22° que l'on abaissera progressivement à 18°; laisser le malade dans le bain de dix à quinze minutes jusqu'à ce que le frissonnement survienne ; sécher rapidement avec un linge sec et chaud et envelopper le malade dans une couverture de laine.

Administrer le bain pendant la nuit également.

(1) Maladie à déclarer.

2° Donner quatre cachets par jour de :

℞ Benzonaphtol. . . . . . . 0 gr. 30
 Salicylate de bismuth. . . . 0 — 50
Pour un cachet. N° 20.

3° Tous les jours, administrer un grand lavement contenant :

℞ Hyposulfite de soude. . 20 gr.
 Eau . . . . 500 —

4° Si la diarrhée est trop forte, boire dans la journée la limonade suivante, une tasse toutes les heures :

℞ Acide lactique . . . . 20 gr.
 Sirop de sucre. . . . 100 —
 Eau . . . . 900 —

5° Alimentation : lait, bouillon de poulet, limonade vineuse, café, champagne.

III. **Complications.**

A. *Hémorrhagies intestinales.*

1° Continuer le traitement précédemment prescrit.

2° Repos absolu. Maintenir une vessie de glace sur le ventre.

3° Boissons gazeuses glacées, champagne.

4° Pratiquer une injection hypodermique d'un centimètre cube avec la solution :

℞ Ergotine . . . . 2 gr.
 Glycérine. . . . . . } ââ 5 —
 Eau bouillie . . . . }

B. *Troubles cardiaques.*

1° Pratiquer matin et soir une injection hypoder-mique d'un cent¦mètre cube avec la solution :

> ℞ Sulfate de spartéine. .   0 gr. 50
> Caféine . . . .   1 —
> Benzoate de soude . .   2 —
> Eau bouillie. . . . . .   10 —

2° Suspendre l'usage des bains froids et administrer la quinine, trois cachets par jour de :

> Chlorhydro-sulfate de quinine . .   0 gr. 50
> N° 20.

C. *Complications pulmonaires.*

1° Ne pas laisser le malade toujours couché sur le même côté.

2° Appliquer des ventouses au niveau des points atteints.

3° Donner toutes les deux heures une cuillerée de la potion suivante :

> ℞ Extrait mou de quinquina .   4 gr.
> Benzoate de soude . . . . .   3 —
> Potion de Todd. . . . . . .   120 —

IV. **Convalescence.**

1° Plonger tous les jours le malade dans un bain tiède à 30°.

2° Donner chaque jour quatre cuillerées à soupe de :

> ℞ Extrait de quinquina. . . . ⎰ ââ 5 gr.
> Extrait de kola. . . . . . . ⎱
> Sirop d'écorces d'oranges . .   50 —
> Eau de fleurs d'oranger . . .   100 —

3° Alimentation progressive : laitages, potages, jus de viande, bouillon à l'américaine, œufs, poisson, viandes hachées, vieux vins.

Séjour à la campagne.

V. **Prophylaxie.**

En temps d'épidémie, ne boire que de l'eau bouillie ou de l'eau filtrée. Éviter tout surmenage physique et intellectuel lorsqu'on change d'habitat et de milieu. Alimentation saine.

Après avoir touché un typhique, se laver les mains avec une solution de sublimé au 1/2000; se rincer la bouche plusieurs fois par jour avec la solution suivante :

    ℞ Thymol . . . .   0 gr, 25
      Acide phénique . . . . .   1 —
      Teinture de benjoin . . .   10 —
      Eau . . . .   1000 —

Plonger dans l'eau bouillante tous les linges souillés par le malade.

Désinfection des locaux et de la literie.

CHOLÉRA (1)

A. **Début.**

1° Diète hydrique. Thé au rhum.

Boire toutes les heures un demi-verre de la limonade suivante :

    ℞ Acide lactique . . . . .   10 gr.
      Rhum . . . .   40 —
      Sirop de coings . . . . .   100 —
      Eau . . . .   q. s. pour un litre.

(1) Maladie à déclarer.

2° Toutes les deux h urcs, prendre une cuillerée à soupe de :

> ℞ Elixir parégorique. . . . . . 2 gr.
> Sirop de cachou. . . . . . 30 —
> Eau de tilleul . . . . 90 —

3° Prendre trois cachets par jour contenant :

> ℞ Salicylate de bismuth . . 0 gr. 75
> Benzonaphtol . . . . 0 — 35

4° Prendre un bain sinapisé matin et soir, et pratiquer aussitôt après des frictions sèches, chaudes et prolongées sur tous les muscles.

B. Période d'état.

1° Maintenir la diète hydrique et continuer la limonade lactique.
Champagne frappé.
Continuer les bains chauds et les frictions sèches.

2° Administrer toutes les trois heures de grands lavements d'un litre et demi avec la solution suivante :

> ℞ Thymol . . . . 1 gr.
> Eau . . . . un litre.

3° Pratiquer dans le flanc, toutes les trois heures, des injections hypodermiques de cent centimètres cubes, avec une solution stérilisée et portée à la température de 38°.

> ℞ Chlorure de sodium . . . . 5 gr.
> Sulfate de soude. . . . . . 10 —
> Eau . . . . 1000 —

C. Période algide.

1° Plonger le malade dans des bains chauds à 40°.

Faire de vigoureuses frictions sur tout le corps avec le gant de flanelle.

2° Pratiquer matin et soir une injection hypodermique d'*un litre*, à l'aide de l'appareil Dieulafoy, avec le sérum artificiel porté à la température de 40°.

3° Relever le cœur à l'aide d'injections hypodermiques d'un centimètre cube de la solution suivante :

℞   Sulfate neutre d'atropine .   0 gr. 01
     Sulfate de spartéine. . . .   1 —
     Eau distillée. . . . . 20 —

OREILLONS

1° Repos à la chambre. Isolement. Alimentation légère : laitages, potages, œufs.

2° Appliquer au niveau de la tuméfaction la préparation suivante :

℞   Huile de jusquiame. . ⎰ ââ 30 gr.
     Huile de camomille. . ⎱
     Laudanum Sydenham .   5 —

3° Envelopper ensuite sous une bonne couche de ouate simple.

4° Maintenir la régularité des selles et donner chaque jour un verre d'*eau de Montmirail*.

5° Prendre trois cuillerées par jour de la potion suivante :

℞   Salicylate de soude. . . . .   5 gr.
     Benzoate de soude . . . . .   10 —
     Sirop de fleurs d'oranger . . 30 —
     Eau de tilleul. . . . . 120 —

6° Se rincer la bouche et faire des irrigations dans l'oreille avec la solution antiseptique suivante :

℞ Thymol. . . . .   0 gr. 25
Acide phénique.. . . . . .   1 —
Teinture de benjoin. . . .   10 —
Eau. . . . .   1.000 —

ÉRYSIPÈLE

1° Toutes les deux heures, faire, au niveau de la plaque érysipélateuse et au pourtour du bourrelet, pendant une durée d'une minute environ, des *pulvérisations* à l'aide de l'appareil de Richardson ou bien avec un vaporisateur à odeur, avec :

℞ Ether sulfurique . . . . .   100 gr.
Camphre. . . . .   10 —

2° Enduire ensuite avec la pommade suivante :

℞ Sublimé . . . .   0 gr. 10
Menthol . . . .   0 — 20
Vaseline. . . . .   100 —

3° Toutes les quatre heures, prendre une des pilules suivantes :

℞ Bromhydrate de quinine . . . . .   0 gr. 20
Extrait de thébaïque . . . .   0 — 01
Azotate d'aconitine cristallisée. .   1/4 de milli-
                                            gramme.

F. s. a. une pilule. N° 20.

4° Si l'agitation et le délire sont trop violents, un *bain froid* à 20° toutes les trois heures, d'une durée de dix à quinze minutes.

5° Si ces moyens ne suffisaient pas pour arrêter la marche de l'érysipèle, pratiquer des injections hypodermiques avec le sérum antistreptococcique de Roger et Charrin.

6° Alimentation : lait, limonade. Grogs.

RHUMATISME ARTICULAIRE AIGU

A. Période aiguë.

1° Repos au lit, les articulations malades enveloppées dans de la ouate recouverte de taffetas gommé.

Alimentation légère : laitages, potages. Boire abondamment du lait et de la tisane de queues de cerises et de reine des prés.

2° Prendre chaque jour, pendant tout le temps que persisteront la douleur, le gonflement et la fièvre, la potion suivante, par cuillerées à soupe toutes les deux heures :

℞ Salicylate de soude. . . . . 6 gr.
Rhum. . . . . 30 —
Sirop de limon . . . . . . 30 —
Eau de menthe . . . . . . 30 —

3° Oindre les articulations douloureuses avec le liniment suivant :

℞ Huile de jusquiame. . . . . 60 gr.
Baume tranquille. . . . . . 40 —
Chloroforme . . . . } ââ 10 —
Laudanum de Sydenham . }

B. Rhumatisme cérébral.

1° Toutes les deux heures un bain froid à 20°, d'une durée de dix minutes à un quart d'heure.

2° Si l'agitation est trop violente, donner toutes les heures une cuillerée à soupe de la potion suivante :

℞ Bromure de strontium. . . .   4 gr.
   Sirop de chloral. . . . . . . 40 —
   Sirop de quinquina. . . . . 40 —
   Eau de menthe. . . . . . . 40 —

3° S'il y a tendance au coma, pratiquer toutes les heures une injection hypodermique d'un centimètre cube avec :

℞ Sulfate de spartéine. . . . 0 gr. 10
   Caféine. . . . . 1 —
   Benzoate de soude . . . . 3 —
   Eau bouillie . . . . 10 cent. cubes.

C. Rhumatisme subaigu.

1° Prendre chaque jour, le matin, dans un verre d'eau de Royat, une cuillerée à café de :

Salicylate de lithine effervescent.

2° Badigeonner les articulations douloureuses avec de la *teinture d'iode* et recouvrir avec une bande de flanelle.

3° Prendre une cuillerée chaque jour de la solution suivante :

℞ Arséniate de soude. . . . 0 gr. 10
   Iodure de potassium. . . 10 —
   Eau distillée. . . . . . . 300 —

Convalescence.

1° Après la cessation des douleurs articulaires, continuer l'usage du salicylate de soude, un cachet par our durant dix jours :

Salicylate de soude . . . 0 gr. 50
Pour un cachet. N° 10.

2° Au moment de chaque repas, prendre un gra‑
nule de :

Arséniate de fer. . . . . 1 milligr.
N° 50.

3° Prendre deux fois par semaine une *fumigation térébenthinée* ou un *bain sulfureux*.

Tous les ans faire une saison à Aix, Barèges ou Bourbonne.

IMPALUDISME

I. Fièvre intermittente simple.

1° Deux heures avant l'accès, prendre, à une demi‑heure d'intervalle, trois à quatre des cachets suivants :

℞ Chlorhydro‑sulfate de quinine. . . 0 gr. 30
Pour un cachet. N° 20.

2° S'il y a embarras gastrique, prendre en trois fois, à dix minutes d'intervalle, le vomitif suivant, dans un verre d'eau sucrée :

℞ Poudre d'ipéca . . . 1 gr. 50
Tartre stibié. . . . 0 — 05

3° Continuer l'usage des cachets de quinine jusqu'à la cessation complète des accès fébriles.

Suspendre pendant trois jours, puis pendant trois autres jours donner, aux mêmes heures, deux des ca‑chets précédemment prescrits.

Continuer ainsi, pendant un mois, trois jours de traitement quinique et trois jours de repos.

4° Pendant les jours de repos quinique, prendre, au moment des deux principaux repas, deux granules de :

℞ Arséniate de fer. . . . . 1 milligr.

5° Alimentation : Pendant toute la période fébrile, lait, limonade citrique, champagne, infusion de feuilles d'eucalyptus.

II. Accès pernicieux.

1° Pratiquer, toutes les heures, jusqu'à abaissement de la température, une injection hypodermique d'un centimètre cube avec la solution suivante :

℞ Sulfate de spartéine. . . . . . 0 gr. 05
Chlorhydro-sulfate de quinine. 5 —
Eau bouillie. . . . . 10 cent. cubes.

2° Faire des frictions vigoureuses sur le corps avec du *baume de Fioraventi.*

3° Boissons chaudes. Grogs ; thé au rhum ; champagne.

4° Si l'agitation est trop violente, administrer le lavement suivant :

℞ Hydrate de chloral. . . 4 gr.
Bromure de strontium. 5 —
Laudanum Sydenham . X gouttes.
Eau . . . . 250 gr.

III. Impaludisme chronique.

1° Prendre chaque jour, trois fois par jour, au moment du repas, deux des pilules suivantes :

℞ Arséniate de fer. . . . . 0 gr. 002
Extrait de quinquina. . . . . . 0 — 10
Excipient. . . . . q. s.
F. s. a. une pilule. N° 50.

2° Tous les matins, faire sur le corps des lotions à l'eau alcoolisée, suivies d'une vigoureuse friction au gant de crin.

3° Tous les ans faire une saison à la Bourboule ou Vichy.

IV. Prophylaxie.

Éviter d'habiter ou de traverser les pays marécageux s'éloigner des bassins ou des canaux que l'on nettoie. Si l'on ne peut se soustraire à habiter des régions à fièvres, prendre une alimentation fortifiante et boire après chaque repas une *infusion d'écorce de quinquina et de feuilles d'eucalyptus.*

Enduire, matin et soir, les narines avec la pommade suivante :

℞ Résorcine. . . . . 0 gr. 50
Vaseline. . . . . 30 —

Assainir les marécages par des plantations d'eucalyptus et le drainage du sol.

SYPHILIS

I. Chancre induré.

1° Laver l'ulcération plusieurs fois dans la journée avec la solution suivante :

℞ Sublimé. . . . . 1 gr.
Alcool à 90° . . . . 100 —
Eau distillée. . . . 900 —

2° Saupoudrer ensuite avec une pincée de :

Salol . . . . 30 gr.

3° Recouvrir avec une très légère couche de ouate hydrophile.

4° S'abstenir de tout rapport sexuel et de toute excitation génitale.

Nourriture substantielle, mais non excitante, s'abstenir d'alcool.

Un bain simple tous les deux jours.

II. Accidents secondaires.

1° Pendant trois mois consécutifs, prendre vingt jours chaque mois une pilule à chaque repas (trois chez l'homme, deux chez la femme) de :

$\not\!\!\perp$ Protoiodure d'hydrargyre. .   0 gr. 03 cgr.
Extrait de gentiane . . . .   0 — 05
— de ratanhia . . . .   0 — 04
— de thébaïque. . . ,   0 — 01
F. s. a. une pilule. N° 100.

Se reposer de ce traitement pendant un mois ; puis le reprendre pendant deux mois consécutifs, interrompre un mois et reprendre ainsi jusqu'à la fin de la première année de maladie, deux mois de traitement et un mois de repos.

Durant la seconde année, suivre le même traitement pendant un mois à chaque changement de saison.

2° Se rincer la bouche deux fois par jour avec la solution suivante et boire ensuite une gorgée de cette même solution :

$\not\!\!\perp$ Chlorate de potasse. . . . . .   30 gr.
Eau. . . . .   un litre.

3° S'il survient des plaques muqueuses dans la bouche, toucher légèrement tous les quatre jours, jusqu'à disparition, avec un *crayon de nitrate d'argent*.

4º Alimentation fortifiante ; pas d'excès ni de surm
nage physique ou intellectuel. Vie au grand air. Deu
bains simples par semaine.

III. **Accidents oculaires ; — sarcocèle ; —
périostites ; — syphilides ulcéreuses.**

1º Deux fois par jour, au moment du repas, prendre
une cuillerée à soupe de la préparation suivante :

      ℞ Sublimé. . . . .   0 gr. 20
         Iodure de potassium. . .   20 —
         Sirop de quinquina. . . .   50 —
         Eau . . . .   450 —
         Alcool. . . . .   q. s.

2º Appliquer un _emplâtre de Vigo_ au niveau des
syphilides.

3º Faire une saison à Luchon ou Cauterets.

IV. **Accidents tertiaires.**

1º Prendre de une à trois cuillerées à soupe de la
solution suivante, au moment du repas, dans du lait ou
de l'eau anisée :

      ℞ Iodure de potassium . . .   20 gr.
         Eau distillée . . . . 250 —

2º Un bain sulfureux par semaine.

V. **Syphilis cérébrale.**

1º Pratiquer chaque jour au niveau des plis articulaires des frictions avec gros comme une noisette de la
pommade suivante :

℞ Onguent napolitain . . . . 30 gr.
    Extrait de belladone . . 3 —

2° Faire prendre, dans du lait, trois à cinq cuillerées à soupe par jour de :

℞ Iodure de potassium . . . . 20 gr.
    Sirop d'écorces d'oranges. . 50 —
    Eau. . . . . 200 —

VI. Syphilis infantile.

1° Pendant la grossesse, faire prendre à la mère pendant dix jours par mois une pilule de :

℞ Biiodure d'hydrargyre . . . . 0 gr. 02
    Extrait de gentiane . . . . . 0 — 05
    Extrait thébaïque. . . . . . . 0 — 01
F. s. a. une pilule. N° 50.

2° A la naissance de l'enfant, si celui-ci présente des marques de syphilis, faire chaque jour une friction au niveau des plis articulaires en changeant chaque jour de place, avec gros comme un pois de la pommade suivante :

    Onguent napolitain . . . . . . 30 gr.

3° A l'âge de trois mois, donner chaque jour à l'enfant, en deux fois, une cuillerée à café de :

℞ Biiodure d'hydrargyre . . . 0 gr. 10
    Iodure de potassium . . . . 10 —
    Sirop de quinquina. . . . . 300 —

4° Ne pas faire allaiter l'enfant par une nourrice ; la mère peut donner le sein sans inconvénient ; ou bien élever l'enfant au biberon.

CHANCRE MOU

A. Chancre simple.

1º Pendant deux ou trois jours consécutifs, toucher, le matin, l'ulcération avec un tampon de ouate hydrophile imbibé de la solution suivante :

℞ Menthol. . . . . 0 gr. 20
Acide phénique. . . . 1 —
Alcool à 90°. . . . . . 15 —

2º Saupoudrer ensuite avec une pincée d'*aristol* et recouvrir avec une mince couche de ouate hydrophile sèche.

℞ Aristol.. . . . . 10 gr.

3º Laver plusieurs fois dans la journée avec de l'*eau boriquée* et renouveler aussitôt après le pansement avec la poudre d'aristol.

4º Éviter toute fatigue et tout frottement au niveau de l'ulcération.
Alimentation substantielle et tonique.

B. Chancre phagédénique.

1º Toucher l'ulcération dans toutes ses parties avec la solution suivante :

℞ Chlorhydrate de cocaïne. . . 1 gr.
Tartrate ferrico-potassique. . 15 —
Eau distillée. . . . . 100 —

2º Saupoudrer ensuite avec :

℞ Iodoforme. . . . . 20 gr.
Menthol . . . . 0 — 50

3° Prendre à chaque repas une des pilules suivantes :

℞ Tartrate ferrico-potassique . .   0 gr. 15
Extrait de quinquina . . . . ⎫
Extrait de gentiane . . . . . ⎬ ââ 0 — 10
F. s. a. une pilule. N° 50.

C. **Bubon.**

1° Repos à la chambre ou au lit.

2° Appliquer au niveau de la grosseur la pommade
suivante :

℞ Onguent napolitain . . .   30 gr.
Extrait de belladone . . .   3 —

3° S'il y a de la fluctuation, inciser perpendiculaire-
ment au pli de l'aine, laver avec une solution de su-
blimé au 1|2000 ; insuffler dans la plaie de la poudre
d'iodoforme ; panser avec de la gaze iodoformée et de
l'ouate, et comprimer avec des bandes de toile. Renouveler le pansement tous les deux jours.

BLENNORRHAGIE

I. **Début. Traitement abortif.**

1° Pratiquer dès les premières heures de l'écoulement
une injection uréthrale avec la solution suivante; comprimer le méat et laisser séjourner le liquide cinq
minutes :

℞ Nitrate d'argent . . . . . .   0 gr. 50
Eau distillée . . . .   25 —
Laudanum de Sydenham . .   V gouttes

II. **Période d'état.**

1° Prendre un bain simple tous les deux jours,

2° Trois fois par jour, au moment du repas, prendre un cachet contenant :

> ℞ Benzoate de soude . . . . 0 gr. 50
> Salol. . . . . 1 —
> Pour un cachet. N° 40.

3° Laver la verge plusieurs fois dans la journée avec une solution de *sublimé* au 2/1000.

Recouvrir ensuite le gland avec une légère couche de *ouate hydrophile* sèche que le prépuce suffira à maintenir en place.

4° Boire abondamment ; couper le vin aux repas avec de l'eau de Vals. Pas de mets épicés, ni asperges, ni tomates ; pas de vin pur, ni de liqueurs, pas de bière.

Éviter les fatigues, les marches et s'abstenir de tout rapport sexuel.

Porter un suspensoir.

Se laver soigneusement les mains chaque fois que l'on aura touché la verge; éviter surtout de porter au contact des yeux les doigts ou les linges souillés.

5° Si les érections nocturnes sont trop fréquentes et douloureuses, prendre le soir deux pilules de :

> ℞ Bromure de camphre. . . 0 gr. 10
> Extrait thébaïque . . . . 0 — 01
> Conserves de roses . . . q. s.
> Pour une pilule. N° 20.

III. Période de décroissance.

1° Au bout de trois semaines environ, lorsque l'écoulement est moins verdâtre, que le pus est filant, faire trois fois par jour des injections uréthrales de vingt centimètres cubes à canal ouvert, après avoir préalablement uriné, avec la solution suivante ·

℟ Permanganate de potasse .   0 gr. 50
Eau bouillie. . . . . un litre.'

2° Prendre trois fois par jour, au moment du repas, quatre capsules de :

Essence de santal . . . . . 0 gr. 30
F. s. a. une capsule. N° 50.

3° Continuer ce traitement pendant quinze jours, suspendre ensuite pendant quatre jours.

Si l'écoulement persiste ou si l'urine contient des filaments avec des gouttelettes de pus, faire matin et soir une injection chaude avec :

℟ Liqueur de Van Swieten . .   50 gr.
Eau bouillie . . . . 100 —

IV. Blennorrhagie chronique.

1° Reconnaître avec une bougie à boule le point malade de l'urèthre postérieur; instiller à ce niveau, à l'aide d'une seringue graduée, *quinze gouttes* de la solution :

℟ Nitrate d'argent . . . .   1 gr.
Eau distillée. . . . . . 30 —

2° Répéter ces instillations tous les trois jours et ne pas s'effrayer de la recrudescence momentanée de l'écoulement.

3° Si l'affection résiste à ce traitement, pratiquer la dilatation du canal de l'urèthre à l'aide des sondes Béniqué.

4° Régime fortifiant. Douches.

V. Blennorrhagie chez la femme. Vaginite.

1° Faire trois injections vaginales par jour avec la solution suivante, un paquet par litre d'eau bouillie:

℣ Sublimé . . . . . . 0 gr. 50
Acide tartrique. . . 1 —
Indigo. . . . . q. s.
Pour un paquet. N° 30.

2° Insuffler ensuite une pincée de la poudre suivante :

℣ Alun. . . . . 30 gr.
Tannin . . . . 20 —

3° Le soir, placer dans le vagin un *ovule à la glycérine solidifiée* contenant :

℣ Résorcine . . . . **1 gr.**
Glycérine pure solidifiée. . . q. s.
F. s. à. un ovule. 'N° 20.

COMPLICATIONS DE LA BLENNORRHAGIE

I. Orchite blennorrhagique.

1° Pendant toute la période inflammatoire, *repos
au lit*, les bourses soutenues par une planchette ou
un carton échancré reposant sur les cuisses.

2° Tenir constamment appliqué sur les bourses des
compresses humides froides et enduire au préalable
avec le liniment suivant :

℣ Huile de jusquiame . . . . 60 gr.
Extrait thébaïque . . . . ⎱ ââ 2 —
Extrait de belladone. . . ⎰

3° Dès le 3° ou 5° jour, appliquer un *pansemen
compressif ouaté*. Envelopper les bourses sous une
fort épaisse couche de ouate simple et comprimer fortement à l'aide de bandes ; le testicule ne doit pas être
sensible au doigt qui percute sur le bandage.

4° Alimentation habituelle. Boire abondamment du lait.

Maintenir la régularité des selles par de légers purgatifs.

II. Arthrite blennorrhagique.

1° Faire des onctions sur l'articulation malade avec e liniment suivant :

℞ Baume tranquille . . . . .   40 gr.
    Extrait thébaïque . . . . . ⎫
    —   de jusquiame . . ⎬ ââ 2 —
    —   de belladone . . ⎭
    Chloroforme . . . .   10 —

2° Immobiliser dans un *appareil plâtré* ou *silicaté.*

3° Lorsque toute inflammation a disparu, pratiquer des massages méthodiques de l'articulation et prendre chaque jour une douche sulfureuse.

4° Faire une saison à Aix (en Savoie).

III. Conjonctivite blennorrhagique.

1° Pratiquer toutes les deux heures de grands lavages un litre) avec la solution suivante :

Permanganate de potasse . . . 0 gr. 30
Pour un paquet. N° 20.
Un paquet par litre d'eau bouillie.

2° Matin et soir, toucher la conjonctive — la paupière étant retournée — avec un pinceau imbibé de la solution suivante :

℞ Nitrate d'argent . . . .   1 gr.
    Eau distillée de roses . . . .   30 —

MALADIES DE LA NUTRITION

DIABÈTES

I. Glycosurie simple.

1° Suivre rigoureusement l'hygiène alimentaire suivante :

Potage : Bouillon gras et soupes maigres aux choux, à l'oignon, aux poireaux et pommes de terre. Ces potages seront pris sans pain et sans pâtes alimentaires.

Insister sur les aliments gras, conserves (sardines à l'huile, thon à l'huile), etc.; foies gras, rillettes, gras de jambon, charcuterie, beurre, etc.

Toutes les viandes sont permises : viandes de boucherie, gibier, volaille. Poissons; crustacés et mollusques.

Pas de sauces.

Œufs.

Légumes verts permis : choux, choux-fleurs, choux-de-bruxelles, épinards, laitue, chicorée, pissenlit, artichauts, haricots verts, cresson, asperges. Autant que possible manger ces légumes bouillis.

Légumes sucrés interdits : carottes, navets, raves, betteraves.

Farineux absolument défendus : froment, seigle, maïs, pois, lentilles, haricots, fèves, châtaignes, pâtes alimentaires (tapioca, vermicelle, semoule, macaroni).

Remplacer le pain de froment par du pain de gluten, de légumine ou d'aleurone.

Pas de pâtisserie, ni de chocolat; pas de confitures, ni de fruits sucrés (abricots, pêches, poires, pommes, cerises, raisins). Autorisés : fruits secs (amandes, noix, noisettes); fromages fermentés.

Boire à sa soif aux repas du vin coupé d'eau de Vals (Saint-Jean) ; thé et café. — Peu ou pas de lait. Pas de vins sucrés ; pas de bière.

Sucrer le café avec une pincée de *saccharine*.

Surveiller l'état général du malade et reprendre le régime habituel si la débilitation était trop grande.

2° Vie au grand air et éviter les préoccupations intellectuelles et morales. Exercices du corps : gymnastique, marches, équitation, bicyclette, escrime, jardinage, etc.

3° Faire chaque jour une lotion sur tout le corps avec une éponge trempée dans de l'eau tiède additionnée d'eau de Cologne. Après la lotion, friction sèche au gant de crin.

4° Pendant quatre jours par semaine, prendre trois pilules chaque jour de

℞ Extrait de valériane. . . 0 gr. 20 centigr.
    —   de jusquiame . . 0 — 02   —
    —   de thébaïque. . . 0 — 01   —
    Arséniate de strychnine . 0 — 001 milligr.
F. s. a. une pilule. N° 50.

5° Faire tous les ans une cure à Vichy, Carlsbad ou Miers.

II. Diabète arthritique.

1° Suivre le régime précédemment énoncé.

2° Prendre chaque jour, à jeun, matin et soir, dans un verre d'eau de Royat, une cuillerée à café de :

℞ Benzoate de lithine effervescent.

3° Au moment du repas, prendre *six gouttes* de :

Liqueur de Fowler . . . . 20 gr.

4° Tous les ans faire une saison à Vichy, Vittel ou Contrexéville.

III. Diabète pancréatique.

1° Ne pas maintenir le régime dans toute son intégrité; n'éviter que les substances sucrées et les féculents; autoriser le pain.

2° Prendre chaque jour deux cuillerées à soupe d'*huile de foie de morue.*

3° Tous les deux jours, pratiquer une injection hypodermique de trois centimètres cubes avec de *suc pancréatique* préparé selon la méthode Brown-Séquard et d'Arsonval.

IV. Diabète nerveux.

1° Prendre chaque jour une douche froide, en jet et en pluie, d'une durée de quinze à vingt secondes. Frictionner ensuite tout le corps au gant de crin.

2° Pendant huit jours consécutifs, prendre une heure avant les deux principaux repas un cachet contenant

℞ Antipyrine . · . . . . 1 gr.
    Bicarbonate de soude . . . . 0 — 50
Pour un cachet. N° 20.

3° Les huit jours suivants, prendre à chaque repas une pilule de :

℞ Extrait de valériane. . . 0 gr. 20
    Extrait de belladone. . . 0 — 01
    Arséniate de strychnine. 0 — 001 milligr.

V. **Coma diabétique.**

1° Donner du lait à boire abondamment; permettre momentanément les féculents et les sucres.

2° Pratiquer matin et soir une injection hypodermique d'un centimètre cube avec le sérum artificiel suivant :

℞ Phosphate de soude . . .   1 gr.
 Chlorure de sodium. . . .   5 —
 Sulfate de soude . . . . .   10 —
 Eau distillée . . . .   100 —

3° Faire respirer toutes les heures un ballon de cinq litres d'*oxygène*.

GOUTTE

I. **Goutte articulaire aiguë.**

1° Tenir le membre malade dans une immobilité absolue.

2° Oindre l'articulation avec le liniment suivant et l'envelopper sous une épaisse couche de ouate recouverte de taffetas gommé :

℞ Baume tranquille. . . . . .   40 gr.
 Laudanum de Sydenham. .   20 —

3° Prendre, trois fois par jour, dans une infusion de *stigmates de maïs*, un paquet contenant :

Benzoate de lithine. . . . . .   0 gr. 50
Pour un paquet. N° 20.

4° Si l'accès de goutte est trop violent, prendre chaque jour, pendant quatre jours consécutifs, la po-

tion suivante, par cuillerées à soupe, toutes les deux
heures :

> ℞ Salicylate de soude. . . .   4 gr.
> Julep. . . . .   120 —

5° Les jours suivants, prendre trois fois par jour
dans une tasse d'*infusion de frêne*, trente gouttes
chaque fois de :

> ℞ Teinture de semences de colchique.   10 gr.
> Teinture de belladone . . . .   5 —
> Alcoolature de racine d'aconit. . .   5 —

ou bien :

Prendre pendant trois jours consécutifs, deux granules le premier jour, trois le second et quatre le troi-
sième, à une demi-heure d'intervalle, de :

> Granules de colchicine. . .   Un milligr.

6° Alimentation légère, laitages, potages, œufs.
Boire abondamment ; un grand verre matin et soir, à
jeun, d'eau de Vittel (Grande source).

II. Goutte articulaire aiguë.

1° Pendant dix jours consécutifs, prendre trois fois
par jour, au moment du repas, un cachet contenant :

> Salicylate de lithine . . .   1 gr.
> N° 30.

2° Se reposer cinq jours, puis prendre chaque jour
pendant quinze jours, une cuillerée à soupe de :

> ℞ Iodure de strontium. . . . .   10 gr.
> Sirop d'écorces d'oranges amères .   50 —
> Eau distillée. . . . .   200 —

3° **Tenir** les articulations malades enveloppées dans de la flanelle.

Alimentation peu azotée. Couper la boisson avec de l'eau de Vals (Saint-Jean).

III. **En dehors des crises.**

1° Éviter tout excès de table et de boisson. Manger peu de viandes rouges et pas de viandes noires ; pas de gibier ; pas de crustacés.

Peu de féculents, qui seront pris seulement en purée.

Légumes verts autorisés, à l'exception des asperges, de l'oseille, des épinards et de la tomate. Pas d'épices.

Pas de fromages faits.

Fruits tous autorisés.

Pas d'alcool, ni champagnes, ni liqueurs, ni bière, ni thé.

Boire aux repas du vin de Bordeaux, coupé d'eau d'Évian.

2° Vie au grand air ; éviter les travaux intellectuels, les veilles et les émotions morales. Exercices physiques, mais sans fatigue : marche, gymnastique, escrime, bicyclette, jardinage, etc.

Tous les matins, faire sur le corps une friction sèche au gant de crin.

Bains chauds.

Éviter tout refroidissement, porter de la flanelle.

L'été, faire une saison à Vittel ou Contrexéville ; passer l'hiver dans le midi, à Grasse, Arcachon, Pau.

RHUMATISME CHRONIQUE

I. Arthrite déformante.

A. *Poussée aiguë.*

1° Maintenir les articulations malades dans une immobilité absolue et les envelopper sous une couche de *chanvre goudronné* préalablement chauffé au four. Recouvrir de taffetas gommé et de ouate.

2° Si la poussée fluxionnaire se prolonge, appliquer des *pointes de feu* au niveau de l'articulation.

3° Prendre toutes les trois heures un cachet contenant :

℞ Analgésine. . . . . . . 0 gr. 50.
     Benzoate de soude. . . 0 — 25
Pour un cachet.. N° 20.

4° Alimentation substantielle, viandes blanches, pâtes alimentaires.

Boire abondamment; lait coupé avec de l'eau de Vichy. Tisane de baies de genièvre.

B. *En dehors des poussées.*

1° Éviter le froid humide et porter constamment de la flanelle. Pas d'exercices fatigants.

Couper la boisson au moment des repas avec de l'eau de Contrexéville ou d'Evian.

Le matin, une cuillerée d'*huile de foie de morue.*

2° Faire tous les matins des frictions sèches sur le corps au gant de crin et masser les articulations.

3° Tous les deux jours prendre un *bain de vapeurs térébenthinées* ou bien une *douche sulfureuse* chaude.

4° Pendant vingt jours par mois, prendre au moment des repas une cuillerée à soupe de la solution suivante :

℞ Arséniate de soude. . . . 0 gr. 10
     Iodure de strontium. . . 10 —
     Eau distillée. . . . . . . 300 —

5° Tous les ans faire une saison à Plombières ou

Luxeuil, Néris, Bourbonne, Aix, Dax, Bagnères-de-Bigorre.

II. Myalgies.

1° Chaque jour faire passer au niveau des masses musculaires douloureuses un *courant électrique continu* d'une intensité de 10 à 20 milliampères et d'une durée de dix à quinze minutes.

2° Le soir, frictionner avec le liniment suivant :

℞ Huile camphrée . . . . . .   100 gr.
   Ammoniaque liquide . . .   10 —
   Extrait de jusquiame . . ⎰ ââ 2 —
   Extrait de thébaïque. . . ⎱
   Essence de thym . . . . .   V gouttes.

3° Suivre le traitement précédemment prescrit en dehors des poussées aiguës.

4° Tous les ans faire une saison à Chaudesaigues, Barèges, La Preste, Bourbon-Lancy.

RACHITISME

A. Pendant l'allaitement.

Nourrir exclusivement l'enfant avec du lait (sein ou biberon avec lait stérilisé) jusqu'à l'âge de huit mois au moins; régler le nombre des tétées, donner le sein ou le biberon régulièrement toutes les deux à trois heures. A partir du huitième mois autoriser les bouillies, les farines, les crèmes. Ne sevrer l'enfant que du 15° au 18° mois.

Ne pas faire marcher l'enfant trop tôt; le laisser d'abord se rouler et se traîner sur les tapis.

Vie au grand air, à la campagne ou aux bords de la mer.

8

Un bain salé tous les deux jours ; un kilogr. de sel gris par bain.

B. Après le sevrage.

1° Surveiller l'alimentation ; pas trop de viandes ; insister surtout sur les légumes secs en purée (lentilles, pois, haricots), les pâtes alimentaires, le pain de son, les œufs.

2° Envoyer l'enfant aux bords de la mer pendant plusieurs mois, sinon plusieurs années. Un bain de mer chaque jour et des bains de sable.

Si l'enfant est trop nerveux et ne peut supporter les bords de la mer, l'envoyer à Salies-de-Béarn, Dax ou Salins-du-Jura.

3° Donner chaque jour à l'enfant de une à deux cuillerées à dessert d'*huile de foie de morue* ou mieux de l'émulsion suivante :

℞	Huile de foie de morue.	350 gr.
	Eau de chaux.	150 —
	Sucre	25 —
	Glycéro-phosphate de chaux. . .	2 — 50
	Gomme adragante.	0 — 50
	Essence de menthe	V gouttes
	Essence d'amandes amères. . .	II —

4° Au moment du repas, donner une cuillerée à dessert du sirop suivant :

℞	Sirop d'iodure de fer	⎫	
	Sirop de lacto-phosphate de chaux.	⎬ ââ 250 gr.	
	Alcoolature d'oranges.	⎭	5 —

C. Traitement chirurgical.

S'il y a des déviations ou incurvations osseuses, pratiquer le redressement et le maintenir à l'aide d'attelles coussinées ou d'appareils plâtrés, qu'on laissera en place une quinzaine de jours. Tenir ensuite les membres dans des appareils orthopédiques. S'il y a un *genu valgum* trop prononcé, pratiquer l'ostéotomie ou l'ostéoclasie du fémur.

LYMPHATISME ET SCROFULE

I. Traitement général.

1° Alimentation : Insister surtout sur les amylacés et les graisses. Pain très cuit, œufs, poissons; viandes rôties et grillées ; beurre, graisses de volailles, charcuterie ; farineux (lentilles, pois, haricots, pommes de terre); fromage. Sel.

Vin rouge. Tisanes amères (houblon, gentiane, fume-terre).

Habiter dans des chambres vastes, bien aérées, exposées au midi.

Porter de la flanelle.

Exercices physiques de toutes sortes, mais sans fatigue (marche, gymnastique, escrime, cheval, bicyclette, etc.).

Séjour au bord de la mer pendant plusieurs mois tous les ans (Berck, Arcachon, Biarritz, Banyuls, Cannes). Un bain de mer tous les jours, vers le milieu de la journée, une heure au moins après un repas léger ; rester de trois à dix minutes dans l'eau, nager ou faire des affusions ; s'envelopper dans de la flanelle en sortant de l'eau, prendre ensuite un bain de pieds chaud et faire une promenade à pied. Bains de sable.

Si les lymphatiques sont des nerveux, des irrités cérébraux, séjour à la campagne et faire tous les ans une saison dans une station balnéaire d'eaux chlorurées.

2° Pendant l'hiver, prendre tous les jours une cuillerée à soupe de l'émulsion suivante :

℞ Huile de foie de morue . . . . .   350 gr.
   Eau de chaux. . . . .   150 —
   Sucre. . . . .   25 —
   Glycéro-phosphate de chaux . .   2 — 50
   Gomme adragante. . . . . . .   0 — 50
   Essence de menthe . . . .   V gouttes
   Essence d'amandes amères. . . .   II   —

3° L'été, prendre une cuillerée à soupe de :

℞ Sirop d'iodure de fer. . . . . ⎫
   Sirop de glycéro-phosphate de ⎬ ââ 250 gr.
     chaux . . . . ⎭
   Hyposulfite de soude. . . . . .   10 —
   Alcoolature de zestes d'oranges.   5 —

4° Remplacer le café, après le repas, par une décoction de *glands doux torréfiés.*

II. Scrofulides.

1° Traitement local variable selon le siège et la nature. Émollients d'abord (lotions avec une décoction de guimauve, de graines de lin', puis astringents (infusion de cerfeuil, de racines de raifort) ; enfin résolutifs (pommade au calomel, à l'oxyde de zinc, huile de cade).

2° Traitement hydrominéral :

Lymphatides cutanées : Salies-de-Béarn, Salins, Barèges, Bex, Louèche, Challes, Saint-Gervais, Uriage.

Lymphatides des muqueuses : a) Nez : La Bourboule, Bex, Salies-de-Béarn, Barèges, Cauterets, Challes, Enghien, Uriage, Saint-Christau, Saint-Alban. La mer.

b) Yeux : Balaruc, La Bourboule, Lavey, Salies-de-Béarn, Barèges, Challes, Uriage, Saint-Christau, Saint-Alban. La mer.

c) Oreilles : Barèges, Cauterets, La Bourboule, Salies-de-Béarn, Uriage, Saint-Alban.

d) Gorge : Barèges, Cauterets, Luchon, Challes, Enghien, La Bourboule.

e) Organes génitaux : Barèges, Saint-Sauveur.

f) Bronches : St-Honoré, Amélie-les-Bains, Pierrefonds.

g) Engorgement ganglionnaire : Balaruc, Bex, Bourbon-l'Archambault, La Bourboule, Bourbonne, Dax, Lavey, Salies-de-Béarn, Saint-Nectaire, Salins, Saxon, Barèges, Cauterets, Challes, Uriage. La Mer.

CHLORO-ANÉMIE

I. Chlorose légère.

1° Vie au grand air, à la campagne ; pas de travaux physiques ni de préoccupations intellectuelles. Promenades sans fatigue. S'abstenir des veilles, des soirées, des bals. Repos au lit durant 9 à 10 heures ; se coucher de bonne heure.

Manger ce qui convient le mieux, souvent et peu à la fois. Insister cependant sur les viandes, le bœuf, le lait, les pâtes alimentaires, les légumes verts, les purées, le riz. Éviter la salade et les mets vinaigrés.

Boire aux repas du vin blanc ou rouge, en petite quantité et coupé avec de l'eau de Bussang ou de Pougues.

Tous les ans, faire une saison dans les montagnes, dans les Alpes ou les Pyrénées.

2° Tous les matins prendre une douche écossaise, en jet brisé, d'une durée de 30 secondes à une minute. Si la douche ne peut être donnée, faire tous les matins des lotions à l'eau alcoolisée, froide ou tiède, suivie d'une friction au gant de crin.

3° Prendre au moment de chaque repas une pilule de :

℞ Tartrate ferrico-potassique. . 0 gr. 10
Poudre de rhubarbe. . . . . 0 — 10
Extrait de quinquina. . . . } ââ 0 — 05
Extrait de gentiane . . . . }

F. s. a. une pilule. N° 50.

ou bien :

℞ Lactate de fer . . . . 10 gr.
Extrait de gentiane. . . . ⎰
— de rhubarbe . . . ⎱ ââ 5 —
F. s. a. 100 pilules.

ou bien, s'il y a lymphatisme :

℞ Iodure de fer. . . . . 10 gr.
Arséniate de fer . . . . . . - 0 — 10
Excipient. . . . . q. s.
Pour 100 pilules.

4° Au moment des époques, s'il y a *aménorrhée*, prendre matin et soir une capsule de :

Apioline. . . . . 0 gr. 20
Pour une capsule. N° 40.

S'il y a ménorrhagie, prendre trois pilules de :

℞ Citrate de fer . . . . 0 gr. 15
Poudre d'ergot de seigle. . 0 — 10
Pour une pilule. N° 30.

II. Chlorose grave.

1° Repos au lit.
Régime lacté et œufs.

2° Pratiquer chaque jour une injection hypodermique de deux centimètres cubes de la préparation suivante :

℞ Pyrophosphate de fer et de soude. 4 gr.
Chlorure de sodium . . . . 6 —
Eau distillée . . . . 100 —

INTOXICATIONS

ALCOOLISME

I. Alcoolisme aigu. Ivresse.

1° Coucher le sujet de côté, sur un lit ou un matelas, dans une pièce bien aérée, mais à l'abri du froid.

2° Provoquer le vomissement par la titillation de la luette et l'absorption de boissons chaudes.

3° Faire prendre, si la dépression est trop grande, *six gouttes d'ammoniaque liquide* dans une tasse d'infusion de tilleul.

4° Si l'ivresse est grave, les extrémités refroidies, appliquer des sinapismes sur les jambes, pratiquer une injection sous-cutanée d'un centimètre cube d'*éther* et faire prendre toutes les dix minutes une cuillerée à soupe de la potion suivante :

℞ Acétate d'ammoniaque. . . . . . . 4 gr.
Sirop de fleurs d'oranger . . . . 60 —
Eau de menthe . . . . 60 —

5° Le lendemain, ne prendre pour toute alimentation que du lait coupé avec de l'eau de Vichy; et si l'embarras gastrique persiste, prendre le purgatif suivant :

℞ Sulfate de soude . . . . . } ââ 20 gr.
Sulfate de magnésie. . . . }
Sirop de sucre . . . . . . 60 —
Essence de citron . . . . . . XX gouttes.
Acide citrique. . . . . . . } ââ 6 gr.
Bicarbonate de soude . . . }
Eau. . . . . 300 —

II. Alcoolisme chronique.

1° Isoler le malade et le placer, si possible, dans une maison de santé; ne boire que du lait aux repas.

2° Tous les matins faire sur le corps des lotions à l'eau froide suivies de frictions sèches au gant de crin.

3° Exciter l'appétit en prenant au moment de chaque repas une pilule de :

Arséniate de strychnine . . . Un milligr.

4° Le soir, prendre en se couchant une cuillerée à soupe de la potion suivante :

℞ Bromure de strontium . . . ⎫
    Hydrate de chloral. . . . . ⎬ áâ 10 gr.
    Extrait de chanvre indien . .   0 — 10
    Julep. . . . .   120 —

III. Delirium tremens.

1° Maintenir le malade isolé dans une chambre matelassée ; ne donner comme boisson que de la limonade au citron.

2° Faire prendre toutes les dix minutes une cuillerée à soupe de la potion suivante :

℞ Hydrate de chloral. . . . . . .   5 gr.
    Sirop de morphine. . . . . . .   60 —
    Eau de fleurs d'oranger. . . .   60 —

Si le malade refuse de prendre la potion, pratiquer de une à deux injections sous-cutanées d'un centimètre cube avec :

℞ Chlorhydrate de morphine . .   0 gr. 10
Chloral. . . . .   0 — 40
Eau. . . . .   10 —

SATURNISME

I. Coliques de plomb.

1° Pratiquer tous les quarts d'heure, jusqu'à ce que la douleur soit calmée, une injection sous-cutanée d'un centimètre cube avec la solution suivante :

℞ Chlorhydrate de morphine. .   0 gr. 10
Sulfate d'atropine . . . . . .   0 — 01
Eau bouillie. . . . .   10 —

2° Administrer un lavement purgatif avec :

℞ Sulfate de soude . . . . . } ââ 20 gr.
Follicules de séné. . . . }
Eau.   500

3° Régime lacté, une tasse de lait toutes les deux heures. Boire en outre dans la journée trois grands verres de la limonade suivante :

℞ Acide sulfurique pur . . . . .   2 gr.
Sirop de sucre. . . . .   100 —
Eau . . . .   900 —
Alcoolat. de zestes de citron.   1 —

II. Saturnisme chronique.

1° Prendre un bain sulfureux toutes les semaines, et tous les matins faire des frictions sèches de la peau. Supprimer l'alcool ; boire du lait aux repas.

2° Prendre pendant quinze jours par mois une pilule à chaque repas de :

> ℞ Sulfure de fer . . . . 0 gr. 15
> Extrait de gentiane . . . . 0 — 10
> Miel. . . . . q s.

F. s. a. une pilule. N° 50.

3° Les quinze autres jours du mois, prendre chaque jour une cuillerée à soupe de :

> ℞ Iodure de strontium . . . . . 10 gr.
> Glycérine. . . . . 50 —
> Eau distillée. . . . . 200 —

4° Faire tous les ans une saison, si c'est possible, à Uriage, Challes ou Barèges.

MORPHINISME

1° Placer le malade dans une maison de santé sous la direction du médecin et la surveillance constante d'un garde sûr et expérimenté.

Interdire pendant toute la durée du traitement la visite des parents.

2° Repos au lit.

Supprimer en quelques jours, de quatre à huit, l'usage de la morphine en diminuant le nombre des piqûres et la dose de chaque injection.

Pratiquer des injections avec la solution suivante :

> ℞ Chlorhydrate de morphine. . 0 gr. 10
> Sulfate de spartéine. . . . . 0 — 20
> Sulfate d'atropine. . . . . 0 — 01
> Eau bouillie. . . . . 10 —

3° S'il survient des crises de collapsus, pratiquer toutes les dix minutes des injections sous-cutanées d'éther et de :

℞ Caféine. . . . .   1 gr.
   Benzoate de soude . . . . . .   2 —
   Sulfate de spartéine. . . . .   0 — 50
   Eau bouillie. . . . .   10 —

4° Ne pas chercher à arrêter la diarrhée et les vomissements.

Nourrir le malade le plus et le mieux possible avec des purées de viande, des pâtes alimentaires, des œufs.

Champagne et café.

5° Après la suppression complète de l'usage de la morphine, donner pendant au moins un mois deux pilules par jour de :

℞ Sulfate de spartéine. . . . .   0 gr. 10
   Poudre de noix vomique. . .   0 — 05
   Extrait de quinquina . . . .   0 — 05
F. s. a. une pilule. N° 50.

6° Prendre chaque jour une douche écossaise d'une durée de quinze à trente secondes et pratiquer ensuite un *massage* de tous les muscles du corps.

EMPOISONNEMENTS

A. Traitement général.

I. *Maintenir le bon fonctionnement du cœur et de la respiration*

1° Pratiquer à cet effet des *frictions sèches* sur tout le corps avec un linge sec et rude.

2° Appliquer des *sinapismes* aux jambes et envelopper les membres dans de la ouate saupoudrée de farine de moutarde.

3° Placer des *boules d'eau chaude* aux pieds et sur les côtés.

4° Pratiquer des *injections* sous-cutanées d'un centimètre cube tous les quarts d'heure avec de l'*éther sulfurique*.

5° Faire des *inhalations d'oxygène*, faire respirer un ballon de dix litres.

6° S'il y a mort apparente, pratiquer la respiration artificielle soit par la méthode de Sylvester, ou mieux par la méthode de M. Laborde, les *tractions rythmées de la langue* que l'on continuera pendant longtemps, sans lassitude ni découragement.

II. *Élimination du poison.*

1° Faire boire abondamment de l'eau tiède et pratiquer ensuite la titillation de la luette pour provoquer le vomissement.

2° Vider l'estomac à l'aide de la pompe, ou bien pratiquer un lavage avec le tube stomacal.

3° S'il n'y a pas de contre-indication tenant à l'adynamie, au collapsus, administrer un vomitif.

> ℞ Poudre d'ipéca. . . . . 1 gr. 50
> Tartre stibié. . . . . . 0 — 05

ou bien pratiquer une injection hypodermique d'un centimètre cube avec :

> ℞ Apomorphine. . . . . 0 gr. 10
> Eau bouillie . . . . . 10 —

ou bien administrer le purgatif suivant, à prendre dans un verre d'eau :

℞ Sulfate de soude . .) ââ 25 gr.
Sulfate de magnésie.)

III. *Neutralisation chimique et physiologique du poison.*

a) *Acides.* 1° Administrer immédiatement — ce qui se trouve à portée — un grand verre d'*eau de savon.*

2° Faire prendre le plus tôt possible :

Carbonate de magnésie. . . 20 gr.

3° Calmer la douleur en pratiquant une injection d'un centigramme de morphine.

4° Repos absolu et ne donner pour toute alimentation que des blancs d'œufs, de la tisane d'orge, de l'huile d'olives, de l'eau albumineuse.

b) *Alcalis.* Faire prendre immédiatement du vinaigre et donner comme boisson de la limonade au citron, de l'eau albumineuse.

B. **Traitement particulier des empoisonnements les plus fréquents.**

a) **Arsenic.**

1° Faire vomir le plus tôt possible soit en faisant prendre de l'ipéca et de l'eau tiède, soit en pratiquant une injection sous-cutanée d'un centigramme d'apomorphine.

2° Faire prendre toutes les cinq minutes de l'eau tiède dans laquelle on ajoutera une cuillerée à café de *sesquioxyde de fer.*

3° Prendre toutes les demi-heures un verre à liqueur du mélange suivant :

℞   Huile d'olives. . . . ⎫ áá 100 gr.
    Eau de chaux . . . ⎭

4° Tenir le malade enveloppé dans des couvertures chaudes. Boissons chaudes. Grogs. Alimentation : lait et blancs d'œufs.

b) **Phosphore.**

1 Provoquer les vomissements en donnant en deux fois, à dix minutes d'intervalle, dans de l'eau tiède :

℞   Sulfate de cuivre . . . . . 0 gr. 50

2° Après le vomissement, donner tous les quarts d'heure, dans de l'eau albumineuse gommée, une cuillerée à café de *magnésie calcinée*.

3° Tous les quarts d'heure donner une cuillerée à soupe de la potion suivante :

℞   Essence de térébenthine . . . .   2 gr.
    Gomme adragante . . . .   0 — 25
    Sirop de fleurs d'oranger. . . .   40 —
    Hydrolat de tilleul. . . . . . .   80 —

ou bien faire prendre tous les quarts d'heure, dans de l'eau sucrée, *deux gouttes* d'essence de térébenthine du commerce.

4° Alimentation : eau albumineuse, lait.

c) **Sels de cuivre.**

1° Toutes les cinq minutes, faire prendre une cuillerée à dessert de *magnésie calcinée* dans un quart de tasse d'*eau albumineuse* fortement sucrée, ou bien une grande tasse toutes les cinq minutes de la potion suivante :

℞ Magnésie calcinée . . . 40 gr.
Lactose . . . . 60 —
Eau albumineuse . . . 900 —
Essence de menthe. . . V gouttes.

2° Maintenir sur le ventre un cataplasme de fécule sur lequel on étendra quarante gouttes de laudanum.

3° Si les douleurs abdominales sont trop vives, pratiquer une injection hypodermique d'un à trois centigrammes de morphine.

4° Alimentation : lait, œufs.

d) Sel d'oseille.

1° Donner le purgatif suivant :

Huile de ricin . . . . 50 gr.

2° Toutes les dix minutes, donner dans une tasse d'eau un des paquets suivants :

Sucrate de chaux . . . . . . 3 gr.
Pour un paquet. N° 10.

e) Mercure (*sublimé*).

1° Faire absorber en grande quantité de l'*eau albumineuse.*

2° Prendre toutes les heures une cuillerée à soupe d'*huile d'olives.*

3° Si les douleurs sont trop vives, pratiquer des injections hypodermiques, d'un centigramme chaque fois, de morphine.

II. Poisons végétaux.

a) Opium.

1º Tenir le malade éveillé et dans la position debout. Pratiquer des flagellations sur le visage et la poitrine avec un linge mouillé.

2º Administrer un lavement d'un demi-litre de café fort et chaud.
Faire boire une tasse de café toutes les demi-heures.

3º Si le cœur et la respiration faiblissent, pratiquer une injection hypodermique d'un centimètre cube, que l'on répétera vingt minutes après s'il est nécessaire, avec :

℞ Sulfate neutre d'atropine. . {
    Sulfate de strychnine . . . { ââ 0 gr. 01
    Eau distillée. . . . .   10 —

4º Verser sur un mouchoir dix gouttes du liquide suivant, et faire respirer :

Nitrite d'amyle . . . . . 10 gr.

b) Belladone. Atropine.

1º Frictionner vigoureusement le corps avec des linges rudes et chauds.
Appliquer des sinapismes sur les jambes et provoquer le vomissement en faisant prendre une cuillerée de moutarde dans de l'eau chaude.

2º Faire boire abondamment du thé ou du café très forts, et si le malade ne peut déglutir, administrer l'infusion de thé ou de café en lavement.

3º Pratiquer une injection hypodermique d'un centimètre cube avec la solution suivante :

℞ Nitrate de pilocarpine. . . . . 0 gr. 10
    Eau distillée . . . . 5 —

c) Strychnine.

1° Provoquer immédiatement le vomissement en faisant prendre une cuillerée de moutarde dans de l'eau chaude et titillant la luette.

2° Administrer toutes les demi-heures un lavement contenant :

℞ Bromure de potassium . . . .   5 gr.
    Hydrate de chloral. . . . . .   2 —
    Laudanum de Sydenham. . . V gouttes.
.   Eau . . . . 200 gr.

3° Si les convulsions sont trop violentes, faire respirer du *chloroforme*.

d) Digitale.

1° Maintenir le malade couché et le frictionner vigoureusement sur tout le corps ; lui faire prendre du café fort et des grogs.

2° Toutes les demi-heures, faire prendre dans de l'eau un paquet de :

Tannin. . . . . 2 gr.
Pour un paquet. N° 4.

3° Pratiquer une injection hypodermique d'un centimètre cube de la solution suivante :

℞ Aconitine cristallisée .   0 gr. 002 milligr.
    Ether sulfurique · · (
    Eau distillée . . . . (ââ 5 —

e) Champignons.

1° Provoquer le vomissement par la titillation de la luette, mais ne pas faire boire de l'eau au malade.

2° Faire prendre, aussitôt après le vomissement, le purgatif suivant:

> Huile de ricin. . . . . . . 40 gr.

3° Pratiquer une injection sous-cutanée d'un centimètre cube avec la solution suivante, que l'on répétera une heure après, s'il est nécessaire :

> ℞ Sulfate neutre d'atropine . .   0 gr. 01
>   Eau distillée . . . . 10 —

4° Si les coliques sont trop vives, faire prendre de une à quatre des pilules suivantes :

> Extrait thébaïque . . . . . 0 gr. 05

Pour une pilule. N° 5.

ASPHYXIE

I. Submersion.

Sitôt le malade retiré de l'eau :

1° Pratiquer les *tractions rythmées de la langue* selon la méthode de M. Laborde. (Saisir la langue entre le pouce et l'index recouverts d'un bout de mouchoir ou d'autre linge, pour éviter le glissement, et exercer de fortes tractions rythmées de quinze à vingt fois par minute. Les continuer longtemps sans découragement ni lassitude.)

2° Simultanément, faire la respiration artificielle par les pressions thoraciques, et si l'on est doublé d'un ou de plusieurs aides, la pratiquer selon la méthode de Sylvester (mouvements d'élévation et d'abaissement des bras en les écartant de la poitrine, quinze à vingt fois par minute).

3° Entre temps coucher le noyé horizontalement, la tête renversée sur le côté et plus bas que les pieds, le débarrasser de tout vêtement et faire des frictions vigoureuses sur tout le corps.
Envelopper les extrémités dans des linges chauds et placer des boules chaudes aux pieds.

4° Lorsque la vie reparaît, envelopper le corps dans des couvertures bien chaudes, et faire boire des grogs et du café.

II. Strangulation. Pendaison.

1° Pratiquer la respiration artificielle selon la méthode de Sylvester, ou mieux, et s'il n'y a point fracture du larynx, faire le plus tôt et le plus longtemps possible, les *tractions rythmées de la langue*.

2° Faire respirer de l'oxygène et appliquer des sangsues aux apophyses mastoïdes, s'il y a congestion.

3° Tenir des compresses froides sur la tête et appliquer des sinapismes sur les jambes.

III. **Asphyxie par les gaz.**

1° Exposer le malade au grand air, la tête élevée, projeter de l'eau froide sur le visage, et pratiquer des frictions sur le corps avec une brosse.

2° Pratiquer les *tractions rythmées de la langue*, durant plusieurs heures, sans lassitude.

3° Faire des inhalations d'oxygène et, en attendant, faire respirer du vinaigre.

4° Administrer un lavement avec de l'eau vinaigrée froide.

5° S'il y a congestion, pratiquer la saignée au pied.

IV. **Asphyxie par la chaleur. Insolation.**

1° Placer le malade au grand air et à l'ombre; ouvrir tous les vêtements.

2° Laisser sur la tête et le front des compresses froides d'eau alcoolisée et placer des sinapismes sur les jambes.

3° Faire boire de l'eau vinaigrée.

V. **Asphyxie par le froid.**

1° Ramener la chaleur lentement et progressivement. Faire tout d'abord des frictions sur le corps avec de la neige ou des compresses d'eau froide. Chauffer ensuite progressivement l'eau pour les frictions.

2° Faire respirer du vinaigre et donner à boire une infusion tiède de thé ou de café à laquelle on ajoutera une cuillerée par tasse de rhum.

POSOLOGIE

POIDS DE LA CUILLÈRE.

	à soupe	à dessert	à café
Eau.	15 gr.	10 gr.	5 gr.
Alcool à 60°. . . .	11 —	8 —	4 —
Julep gommeux.. .	17 —	11 —	6 —
Sirop.	20 —	13 —	6 —

POIDS DES GOUTTES.

Le bec du compte-gouttes doit avoir 3 millimètres de diamètre extérieur.

1 gramme d'eau distillée. . .	équivaut à 20 gouttes.
1 — d'alcool à 90°. . .	— 61 —
1 — — à 60°. . .	— 52 —
1 — d'ammoniaque. . .	— 22 —
1 — de chloroforme . .	— 56 —
1 — d'éther.	— 90 —
1 — de glycérine. . . .	— 25 —
1 — de laudanum . . .	— 33 —
1 — teintures diverses.	— 53 —
1 — teinture d'iode. . .	— 60 —

TABLEAU DES DOSES MAXIMA

Doses pour enfants de 10 à 15 ans — 1/2 — | 5 » — 1/4 — | 2 à 3 » — 1/8 — de celles des adultes.

MÉDICAMENTS (USAGE INTERNE)	MODE D'ADMINISTRATION HABITUEL	DOSE MAXIMA		SOLUBILITÉ : une partie du médicament est soluble dans	
		EN UNE FOIS	PAR 24 HEURES	EAU	ALCOOL A 90°
Acétanilide	Cachets.	0gr25 centigr.	2gr	10	10
Acide arsénieux	Granules.	0 001 milligr.	0 01 centigr.	200	peu soluble.
— lactique	Potion.-Solution.	1	5	80	très soluble.
— salicylique	Cachets.	0 50 centigr.	2	très soluble.	très soluble. 2,50
Aconit, teinture, alcool, de feuilles	Potion.	2	4	500	
de racines	Potion.	X gouttes.	XXX gouttes.		
Aconitine cristallisée	Granules.	1/10 milligr.	1/2 milligr.	peu soluble.	très soluble.
Antipyrine	Solution. Cachets.	1gr	5gr	1	1
Apioline	Capsules.	0 25 centigr.	1	insoluble.	soluble.
Apomorphine	Inj. hyp.	0 01	0 02 centigr.	soluble.	soluble.
Arséniates alcalins	Granules.	0 001 milligr.	0 01	soluble.	peu soluble.
— de fer	Granules.	0 005	0 02	très soluble.	très soluble.
Atropine (sulfate)	Granules. Inj. hyp.	1/2 milligr.	0 002 milligr.	0,4	6,5
Belladone (poudre de feuilles)	Pilules.	0gr05 centigr.	0 20 centigr.		
— (extrait)	Pilules.	0 05	0 20 centigr.		
— (teinture)	Potion.	0 50	1 50		
— (sirop)	Potion.	15gr	30		
Benzoate de lithine	Solution.	0 10 centigr.	2	soluble.	peu soluble.
Benzonaphtol	Cachets.	0 50	5	insoluble.	peu soluble.
Bichlorure de mercure (sublimé)	Solution.	0 01	0 10 centigr.	20	4

Médicament	Formes	Dose	Dose max.	Solubilité (eau froide)	Solubilité (eau bouillante)
Bromure de camphre	Pilules.	0 20	—	insoluble.	
Bromure d'or	Pilules. Pilules. Potion.	0 005 milligr.	0 01		soluble.
Brucine	Granules.	0 01 centigr.	0 03	10	soluble.
Caféine	Potion. Inj. hyp.	0 50	—	50	soluble.
Calomel	Poudre. Cachets.	2	3	insoluble.	insoluble.
Cantharides (teinture)	Potion.	V gouttes.	XX gouttes.		
Cannabis indica (extrait)	Cigarettes. Pilules.	0g 05 centigr	0,s 10 centigr.		
Capsicum (extrait)	Pilules.	0 20	0 75	1/200	très soluble.
Chloral (alcoolate)	Sirop.	1	8	très soluble.	soluble.
Chloralose	Cachets.	0 20 centigr.	1		soluble.
Chlorure d'or et de sodium	Pilules. Solution.	0 01	—		
Ciguë (teinture de)	Potion. Solution.	1	10	soluble. 75	soluble.
Cocaïne (chlorhydrate)	Potion. Inj. hyp.	0 01 centigr	0 10		soluble.
Codéine	Pilules.	0 04	0 15		
— sirop (20 gr. = 0,04)	Potion.	20	—		
Colchique (teinture de semences)	Potion.	1	4		
Colchicine	Granules.	0 001 milligr.	0 005 milligr.	soluble. 100	soluble. 10
Créosote	Pilules. Vin. Huile.	0 20 centigr.	1		
Digitale	Vin. Elixir	0 10	0 2) centigr.		
Diastase	Pilules.	0 05	0 50		
Digitale (feuilles pulv.)	Potion.	0 20	—		
— (infusion, macération)	Potion.	1	5		
— (teinture alc.)	Granules.				
Digitaline amorphe	Potion.	0 001 milligr.	0 003 milligr.	insoluble.	soluble.
Dower (poudre de)	Capsules.	0 25 centigr.	0 75 centigr.	peu soluble.	peu soluble.
Eucalyptéol	Pilules.	0 50	1 50	peu soluble.	soluble.
Evonymine	Cachets.	0 05	0 20	peu soluble.	soluble.
Exalgine	Potion. Capsules.	0 20	0 75	peu soluble.	très soluble.
Fougère mâle (extrait éthéré)	Vin. Pilules. Inj. hyp.	2	4		
Gaïacol	Solution.	0 40 centigr.	1	soluble.	soluble.
Gouttes amères de Baumé	Solution.	V gouttes.	X gouttes.		
Hamamelis virginica (teinture)	Potion.	0s 50 centigr.	5s	très soluble.	très soluble.

MÉDICAMENTS (USAGE INTERNE)	MODE D'ADMINISTRATION HABITUEL	DOSE MAXIMA		SOLUBILITÉ : une partie du médicament est soluble dans	
		EN UNE FOIS	PAR 24 HEURES	EAU	ALCOOL A 90°
Hyoscyamine	Granules.	0 001 milligr.	0 005 milligr.	soluble.	soluble.
Iode (teinture)	Solution.	V gouttes.	XXX gouttes		
Iodoforme	Pilules.	0^g05 centigr.	0^g40 centigr.	insoluble	50
Iodure de fer	Pilules.(sp. 20 g. = 0,10)	0 20	0 60	soluble.	soluble.
— de mercure (proto).	Pilules.	0 05	0 25	insoluble.	insoluble.
— de potassium.	Solution.	0 50	8	soluble.	soluble.
— de strontium.	Solution.	0 50	10	très soluble.	soluble.
Jaborandi (feuilles)	Infusion.	2	4		
Jusquiame (feuilles pulv. et extrait)	Pilules.	0 05	2		
— (teinture)	Potion.	1	4		
Kermès	Potion.	0 10	1		
Kola (extrait alcool.).	Elixir.	0 50	1 50 centigr.	insoluble.	
Laudanum de Rousseau.	Solution.	0 25	2		
— de Sydenham.	Solution.	0 50	4		
Liqueur de Fowler.	Solution.	0 20	0 50 centigr.		
Lobélie (teinture).	Potion.	1	5		
Morphine (chlorhydrate).	Potion. Inj. hyp.	0 01	0 04	20	soluble.
Muguet (extrait alcool.).	20 gr. sirop = 0,01 gr. Potion.	0 50	12		
Naphtol.	Cachets.	0 50	3	peu soluble.	soluble.
Narcéine	Granules	0 01	0 10 centigr.	insoluble.	
Noix vomique (teinture)	Solution.	X gouttes.	40 gouttes.		
— (extrait)	Potion.	0^g05 centigr.	0^g20 centigr.		
Opium (pulv.)	Pilules.	0 10	0 40		
— (extrait)	Potion.	0 05	0 20		
— (teinture)	Potion.	XV gouttes.	3		

Nom	Formes	Dose (une fois)	Dose (maximum)	Solubilité	Solubilité
Pancréatine	Poudre, Pilules.	0gr50 centigr.	2	soluble.	soluble.
Pepsine	Elixir, Capsules.	0 50	2	soluble.	soluble.
Phénacétine	Cachets.	0 50	2	soluble.	33
Phosphoglycérate de chaux	Sirop, Vin, Capsules.	0 20	1	soluble.	soluble.
Pilocarpine (chlorhydrate)	Pilules, Inj. hyp.	0 01	0 03 centigr.	soluble.	soluble.
Quinine (sulfate)	Capsules.	0 20	2	1	1
— (chlorhydro-sulfate)	Capsules.	0 20	2		
Résorcine	Capsules.	0 50	2	peu soluble.	soluble.
Rue	Potion.	0 50	5	insoluble.	
Saccharine	Infusion.	0 25	2	peu soluble.	5
Salol	Solution. Pastilles.	1	8		50
Santonine	Cachets.	0 10	0 40 centigr.		
Scammonée (pulv.)	Poudre. Pastilles.	0 50	0 50		
— (résine)	Pilules. Infusion.	0 25	0 75		
Scille (pulv.)	—	0 10	0 40		
— (teinture)	Pilules Infusion.	1	4		
Séné (follicules)	Vin.	10	20		
Seigle ergoté ou Ergotine	Infusion.	0 25	4	soluble.	soluble.
Spartéine (sulfate)	Injection hyp.	0 03	0 20 centigr.	soluble.	soluble.
Stramonium (feuilles pulv.)	Potion.	0 10	0 50		
— (extrait)	Pilules.	0 03	0 20		
Strophantus (teinture au 1/20)	Potion.	0 40	2		
Strophantine	Solution.	1/10 milligr.	0 001 milligr.		
Strychnine (sulfate)	Granules.	0 001	0 01 centigr.	soluble.	soluble.
Sulfonal	Potion.	1gr	4	500	15
Tannin	Cachets.	0 10	4	soluble.	soluble.
Tartre stibié (émétique)	Pilules, Vin.	0 05	0 15 centigr.	12	
Térébenthine (cuite)	Solution	0 10	1	insoluble.	insoluble.
— (essence)	Pilules,	0 30	2	insoluble.	insoluble.
Terpine	Emulsion.	0 30	4	soluble.	200
Valériane (extrait)	Capsules Elixir. Pilules.	1	4	soluble.	soluble.
Valérianate d'ammoniaque	Potion.	0 20	1	très soluble.	soluble.

TABLE

Maladies de l'appareil respiratoire.

Maladies de l'appareil circulatoire.

Maladies du système nerveux.

Maladies mentales.

Maladies de l'appareil digestif.

Maladies du foie.

Maladies du péritoine.

Maladies des reins.

Maladies infectieuses.

Maladies de la nutrition.

Intoxications.

Asphyxie.

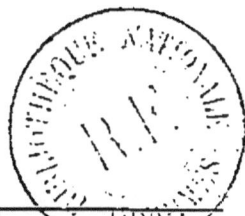

Paris. — Imp. V. Goupy, G. Maurin, succ⁚, rue de Rennes, 71.

www.ingramcontent.com/pod-product-compliance
Lightning Source LLC
Chambersburg PA
CBHW070527200326
41519CB00013B/2968